# 読むだけ スッキリ！
# 今日からはじめる 快便生活

小林弘幸

集英社文庫

# もくじ

読むだけ　スッキリ！

# 今日からはじめる　快便生活

# はじめに

## 読むだけで、誰でも『美腸』になり、人生がもっともっと楽しくなります

日本で初めての「便秘外来」を開設して、二十年になります。その間、実にたくさんの患者さんが診察を希望してくださり、現在では初診まで四年半待ち、という予約の取れない外来となってしまいました。二十～三十代の若い女性、更年期を迎えた女性、五十代以降の男性、定年退職後の男性、子供を心配していっしょにやってくる親子連れ……、患者さんは年齢、性別を越えて、また近郊はもちろん、北海道や沖縄など、全国から訪れます。便秘で苦しむ方々をすぐにでも診察したいという思いは強いのですが、それができない毎日を心苦しく思っています。

なんとかできないだろうか、と考えに考えた末、「便秘外来」の診察

まで待てない、そんな切実な思いを抱えた方々のために、「読む便秘外来」を開設することにしました。

以前は、便秘なんて病気ではない、という風潮もあり、便秘ごときで医者に行くなんて、という雰囲気がありました。ところが、さまざまな研究がすすみ、〝便秘なんて〟と簡単に片付けられない問題であることがわかってきたのです。

便秘＝腸内環境のバランスの崩れであり、便秘は自律神経の働きと密接なつながりがあることが重視されるようになったからです。自分で下剤を飲んで、腸内環境を乱し、下剤なしでは出せないようになってしまう人も多いのですが、それも自律神経のバランスが整えられれば解消してくるはずです。

ここで少し、自律神経と腸の関係について触れておきます。自律神経は、交感神経と副交感神経を合わせた神経ですが、交感神経は車にたとえればアクセル。この働きが高まれば活動的な興奮モードとなります。一方、副交感神経は車でいえばブレーキ。これが働くとリラックスモードでゆったりとした気分になります。呼吸や消化・吸収など、人間の基本的な生命活動も、この副交感神経が司《つかさど》っています。そして、心と体が最もよい状態で働くのは、この交感神経と副交感神経の両方のバランスが安定しているときです。

自律神経のバランスを整えることはとても重要です。しかし、その鍵を握るのが「腸」であることはあまり知られていません。

特に、ストレスフルな現代生活では、自律神経のバランスを安定した状態に保つのは至難の業。どうしてもバランスが乱れ、多くの場合、交感神経が優位に働いてしまいます。これが現代社会における便秘の大きな原因のひとつであり、仕事やスポーツなどのパフォーマンスが上がらないといったデメリットへとつながっているのです。

## 便秘外来受診者で手術が必要な人は
## ほんの一割程度です

診察室での様子を少しお話ししましょう。A子さんは三十一歳、丸の内にある金融関係の会社に勤めるOLです。出身は秋田県。大学入学とともに東京でひとり暮らしを始めたころから便秘しやすくなり、就職してからだんだんひどくなりました。そして、昨年よりチームリーダーとして仕事が忙しくなるとともにひどいときは一週間もお通じがない状態になってしまいました。初めて診察室へ入ってきたA子さんは、肌あれが目立ち、顔色も悪く、体全体がむくんだような印象でした。声も小さく、元気がありません。

「大変でしたね、苦しかったでしょう」と問診票を見ながら声をかけます。

便秘外来へやってくる患者さんは、自分でできることをいろいろと試して、それでもダメで疲弊している人が多いので、その苦しみをわかってくれる医師がいるということでまず精神状態がよくなるのです。

「秋田出身ということは、子供のころは便秘とは縁がなかったでしょう。東北出身の人は、食物繊維の豊富な野菜を材料とした発酵食品の漬け物をたくさん食べるので便秘になりにくいんですよ」などと話をしているうちにだんだんと表情が明るくなってきます。

便秘外来を訪れる人で、実際に手術などの治療が必要な人はほんの一割程度です。A子さんも含め、ほとんどの人は話をうかがって、整腸剤の処方、便秘の症状がひどい場合は下剤の処方、そして腸内環境を整えるための生活指導や自律神経のバランスを整えるためのアドバイスをして初診は終了です。それだけなのに、診察室を出ていくA子さんは、入ってきたときより明るく、元気になった印象でした。

それから一ヶ月後、診察室を訪れたA子さんは、見違えるほどイキイキとして、肌もきれいになっていました。食事、睡眠、運動など、私の指導をしっかり守って過ごしてくれたようです。

「先生、毎日お通じがあるわけではないけれど、出たあとのすっきり感が気持ちよくなりました。朝、窓を開けたら、空って青いんだな、きれいだなって気づいたんです」これがA子さんの第一声でした。

そうなのです。便秘が治ると「空がきれい」と感じる患者さんは実に多いのです。当たり前のことを当たり前に感じられない状況に陥ってしまうのが、便秘のときの精神状態なのです。自律神経のバランスが整い、腸内環境がよくなることは、人生の質がアップして、毎日をハッピーに暮らすことへとつながっているのですね。その後、A子さんは、一ヶ月に一度通院、それから三ヶ月後にやってきて、今は通院していません。

ある日、A子さんから手紙が届きました。便秘が改善されてから、仕事も恋愛も上手くいくようになったという内容でした。医師としてとても嬉《うれ》しかったのを覚えています。

## 「便秘外来」で多かった質問にすべて答えました

実際の患者さんから、あるいは講演会などで一般の方から、便秘や腸、あるいは自律神経についてたくさんの質問を受けます。なぜ便秘になるのかという根本的な質問から、排便の回数や状態など、便秘になると気になる些細《ささい》なことや、食事や運動の改善法など、さまざまな質問です。

そこで、この『読むだけ スッキリ！ 今日からはじめる 快便生活』では、ひとつひとつの質問に答える形にしました。本書はどこから読んでいただいてもかまいません。実際にあった質問ばかりですから、きっと参考になると思います。

また、たとえ便秘でない人でも、次のような症状がひとつでも気になるなら、ぜひ読んでみてください。

◉ダイエットをしてもなかなかやせない
◉すぐに風邪をひく
◉判断力が鈍くなった
◉肌あれが治らない
◉階段で息切れがする
◉プチうつ気味

副交感神経が優位になれば、腸の働きがよくなり、精神も安定します。逆に交感神経が優位になると、腸の働きが悪くなり、緊張して、イライラしたり怒りっぽくなったりします。自律神経のバランスを整え、腸を整えることでさまざまなトラブルを解決することにもなるのです。本書にはもっと健康的に若々しく生きたい、生活の質を高めたい、と考えるすべての人に役立つＱ＆Ａが並んでいます。

自律神経のバランスを意識的に変えることで、人生が変わる――。私はこれまで、「自律神経のコントロール法」を、皆さんにお伝えしてきましたが、人生には、ライフスタイルを変えれば、その後の人生が大きく変わってくる、というターニング・ポイントがあり、その鍵を握るのは「腸」である、ということを読者の皆さんに、本書を通じて改めてお伝えしたいと考えております。

まさに「腸が健康になれば、面白いほど人生がうまくいく」ようになるのです。

本書が便秘がちで悩む皆さんにとって、生涯手放せない究極の「腸の教科書」になることを願ってやみません。

# 第一章

# 便秘のキホン

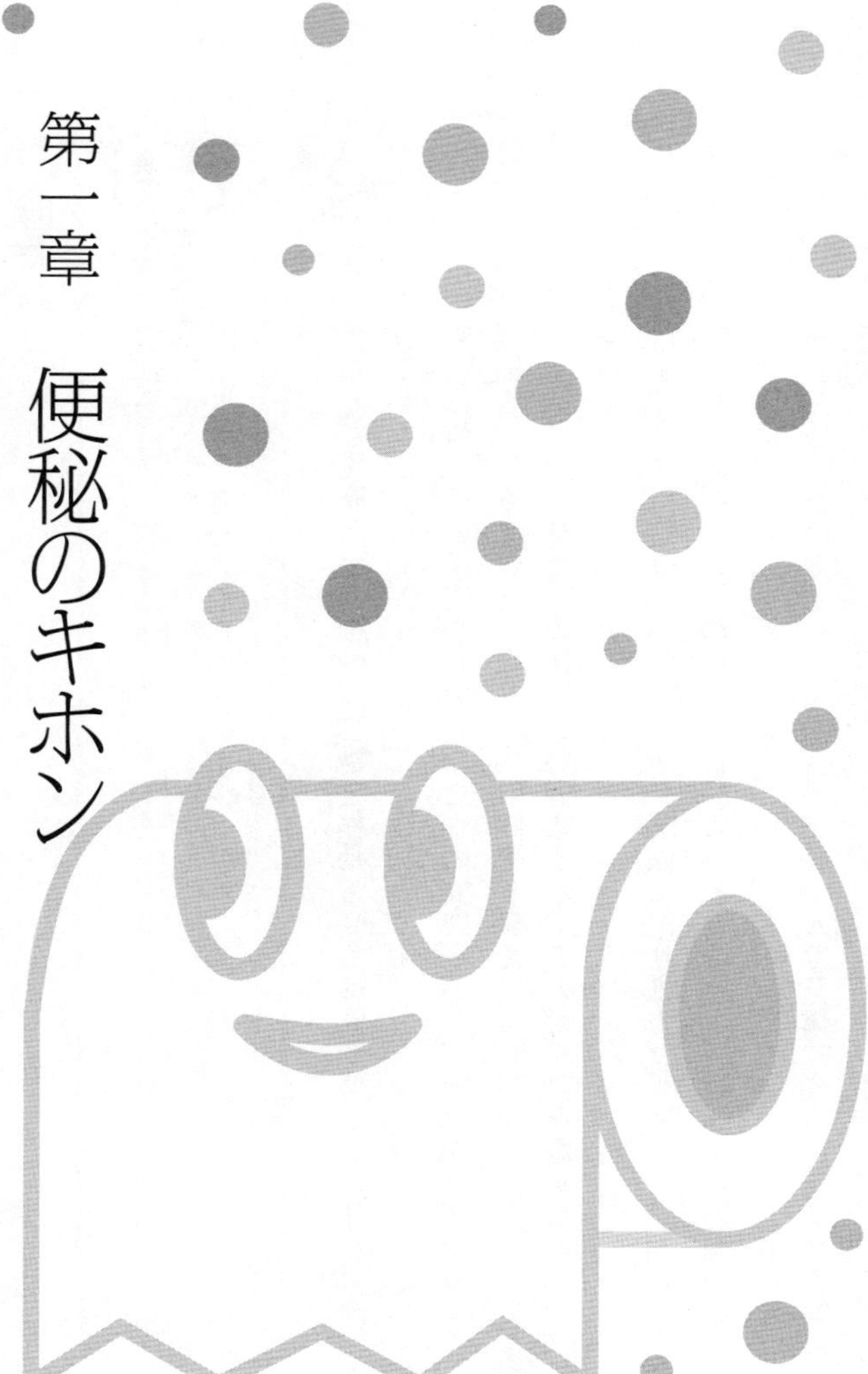

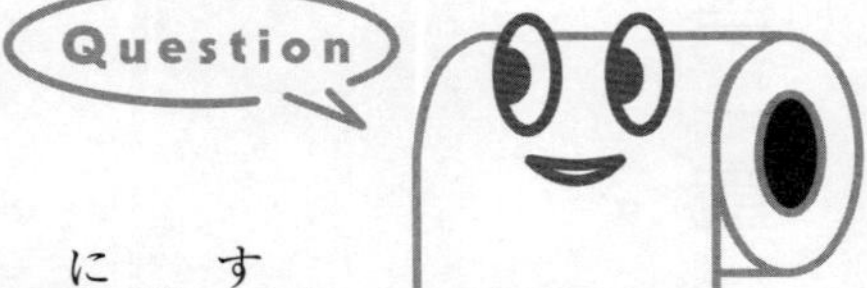


# なぜ、便秘になるのでしょうか

そもそも便秘とは、腸の内容物を移動させる機能が低下し、便を排泄《はいせつ》することがうまくできなくなっている状態です。

腸には輪状筋と縦走筋というふたつの筋肉があり、それがリズミカルに収縮を繰り返すことにより、内容物を移動させていきます。

この腸の動きをぜん動運動といいますが、このぜん動運動をコントロールしているのが自律神経なのです。

自律神経と便秘は、とても密接な関係にあります。

自律神経のバランスのいい人は腸の状態がよく、自律神経のバランスの悪い人は腸の状態も悪いのです。逆に、腸の状態のいい人は自律神経のバランスが整いやすく、腸の状態が悪い人は自律神経のバランスも整いにくいということがいえます。

腸のぜん動運動は、副交感神経が優位なときに活発になるので、交感神経と副交感神経、どちらが優位かによって便秘の種類が異なってきます。

交感神経の活動が過剰になると「腸が動かなくなるタイプの便秘」になり、副交感神経の活動が過剰になると「腸が収縮するタイプの便秘」になります。便秘外来の患者さんの自律神経を測定すると、かなりの確率で自律神経がどちらかに偏っています。

つまり、自律神経のバランスが悪くなることが便秘の大きな原因といえます。

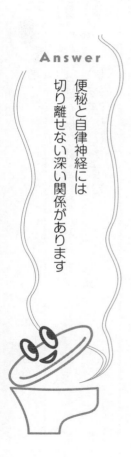

**Answer**

**便秘と自律神経には切り離せない深い関係があります**

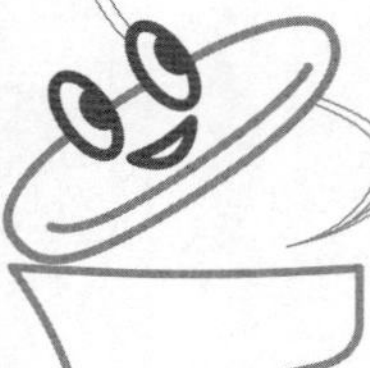

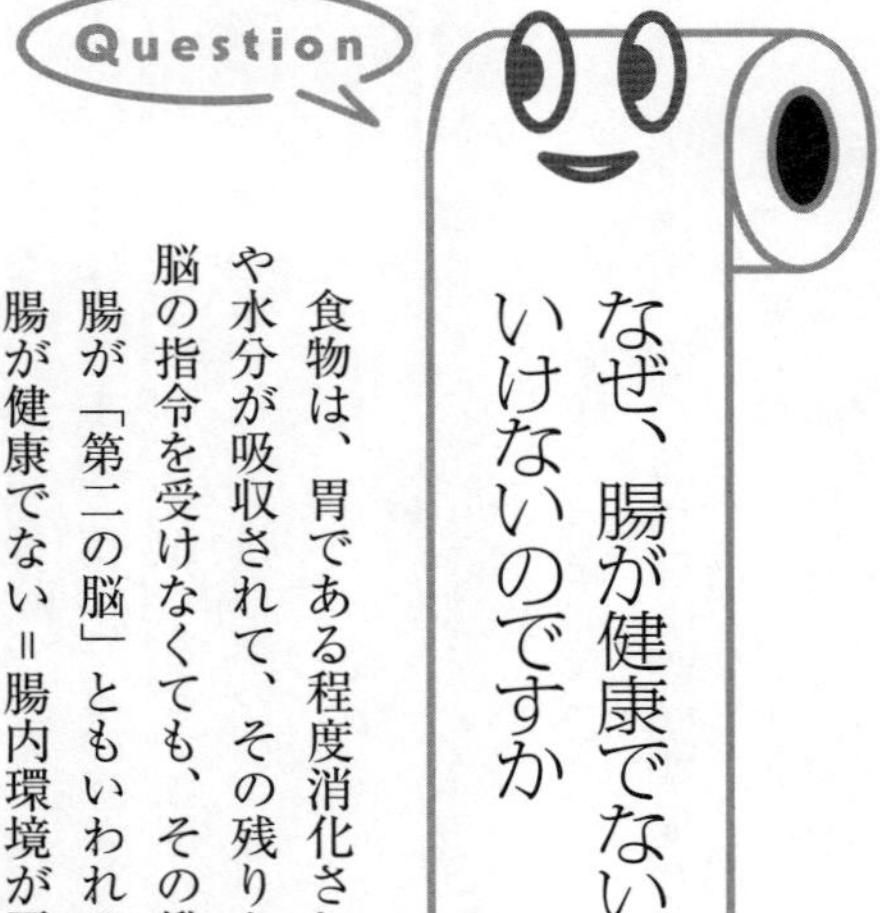


# なぜ、腸が健康でないといけないのですか

食物は、胃である程度消化されたあと、さらに腸で消化され、栄養素や水分が吸収されて、その残りかすが便となって、排泄されます。腸は、脳の指令を受けなくても、その働きを自発的に行っているのです。

腸が「第二の脳」ともいわれるゆえんです。

腸が健康でない＝腸内環境が悪い、ということは消化・吸収が悪くなることにつながります。腸で吸収された食物の栄養素は、血液によって肝臓へと運ばれていきます。腸内環境が乱れているということは、その血液も汚れてドロドロの状態。すなわちこの状態は自律神経のバランスが崩れていることをあらわしています。すると血流が悪くなり、内臓をはじめ、全身の機能が低下してしまいます。そして、本来は全身の細胞にまんべんなく送られるはずの栄養素が、すべて体内および皮下の脂肪組織へと流れてしまい、そんなに食べていないのに太る、という結果につながります。

また、免疫細胞の多くは腸に集まっているので、腸は単なる消化器官ではなく、健康にとって、とても重要な内臓だといえます。

Answer

腸内環境の悪化は
全身の機能低下と密接に関わっています

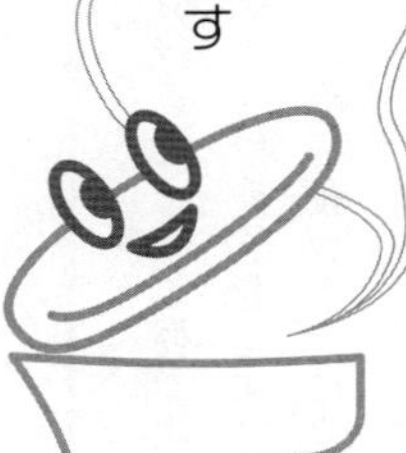

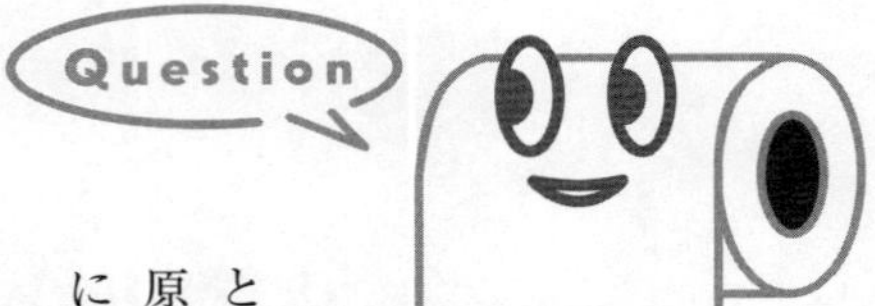


## 便秘のタイプは人によって違うと聞いたのですが……

便秘になってしまう原因は、大きく三つに分けられます。便が出ないという現象は同じでも、その原因により便秘のタイプが異なるのです。原因によって対処法が異なりますから、まず、自分の便秘がどのタイプにあてはまるのか見分けることが必要です。

**腸のぜん動不全型**

腸の中に入った食べものを直腸まで移動させるためのぜん動運動が低下するために、便が出にくくなるタイプ。便が腸のあちこちに滞留することで、さらに腸が動きにくくなったり、滞留した便が異常発酵を起こして毒素を発生させることで悪玉菌が増え、腸内環境がどんどん悪化してしまいます。お腹《なか》が張ったり、ガスが溜まったり、また、水分が吸収されて便がどんどん硬くなって、ますます出にくくなるという悪循環に陥ります。

## 直腸&肛門型

便が直腸までいっているのに排泄できないタイプの便秘です。直腸に便が溜まると脳にサインが送られ、排便の指令が出て、排泄へと至るのが健康な人のパターン。ところが、便意を感じても、忙しいとか、自宅以外ではできないとか、恥ずかしいとか、さまざまな理由から便意をがまんしてしまうことがあります。それが続くと、便意と脳との連携がうまくいかなくなり、せっかく脳が指令を送っても〝出さないのなら、もう指令は送らない〟というようになってしまうのです。

また、腹筋や肛門括約筋《こうもんかつやくきん》の筋力の低下や、痔《じ》による痛みなどで、便を押し出せない可能性もあります。

## ストレス型

仕事や人間関係、睡眠不足などの過度のストレスを受けると自律神経のバランスが崩れやすくなります。多くの場合、興奮、戦闘モードである交感神経のレベルが高く、リラックスモードの副交感神経のレベルが低くなる形で崩れます。呼吸や消化・吸収などを司るのは副交感神経ですから、副交感神経の活動が低下すると、腸の働きが弱まって、便秘になります。また、便秘や下痢を交互に繰り返す人も、自律神経のバランスの崩れによることがよくあります。

それぞれのタイプに合わせた改善策を選ぶことが便秘解消への早道ですが、三つの原因が複合的にからみ合っている場合も、案外多いものです。その場合も、それぞれの対策を同時に進めていけばよいのですが、まず、ストレスを取り除くことから始めるようにするといいでしょう。

**Answer**

## 便秘のタイプは三パターン
## それぞれの解決策をしっかり実行！

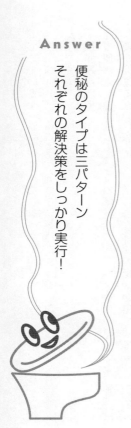

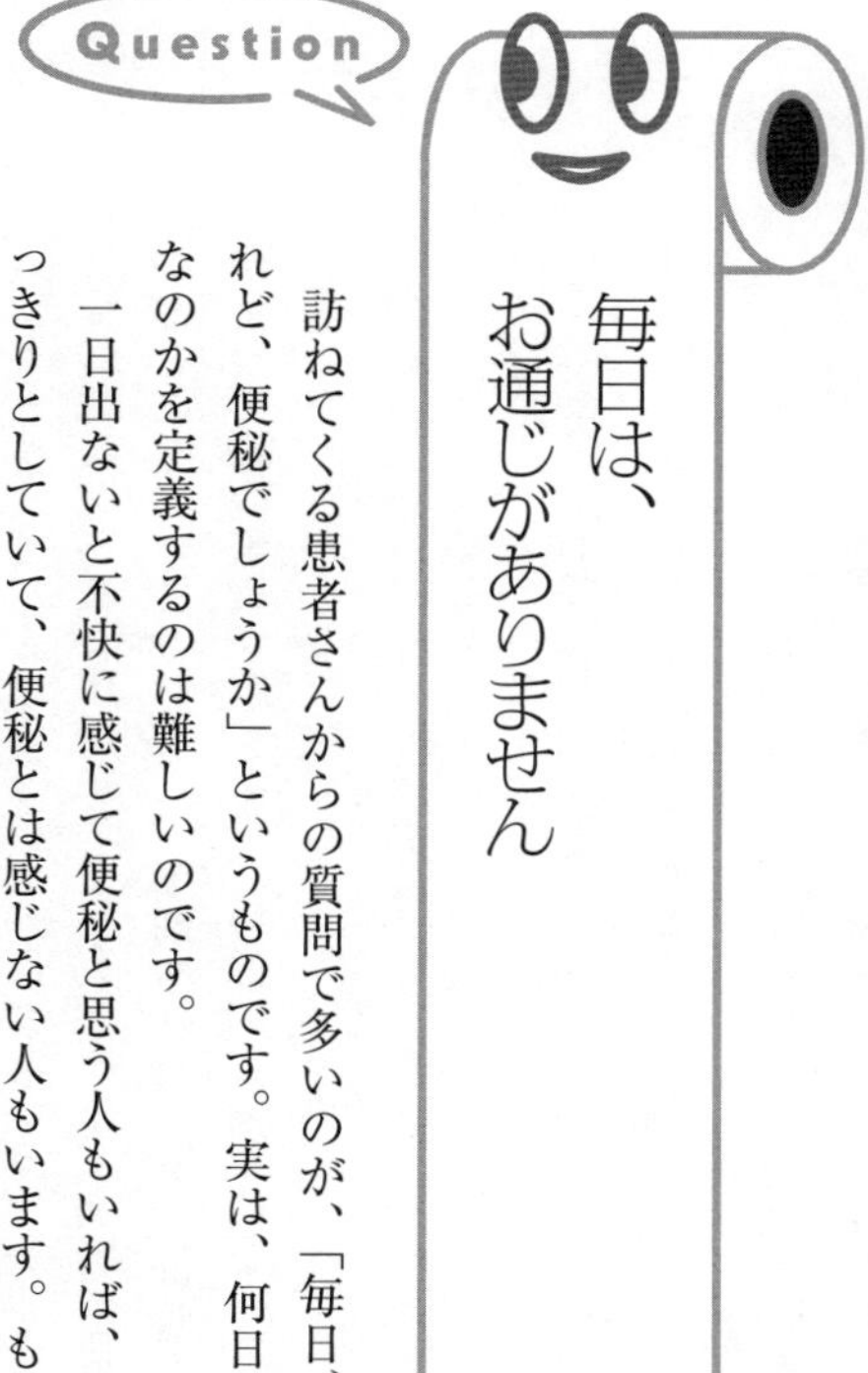


# 毎日は、お通じがありません

訪ねてくる患者さんからの質問で多いのが、「毎日、お通じがないけれど、便秘でしょうか」というものです。実は、何日間出なければ便秘なのかを定義するのは難しいのです。

一日出ないと不快に感じて便秘と思う人もいれば、三日に一度でもすっきりとしていて、便秘とは感じない人もいます。もちろん、毎日出すのがベストですが、一日おきでも、三日に一度でも、その人がすっきりしたな、と感じていればよいのです。

便秘かどうかの判断の目安にしたいのは、排便のペースではなく、次のような自覚症状。排便してもお腹に張りや違和感がある、便が出なくて食欲が落ちることがある、排便に違和感を感じる、といった症状があるようなら便秘かもしれません。病院で診察を受けるようにしましょう。
でも、いちばんいけないのは、もう三日も出ていないとか、昨日は出たけれど今日はまだだとか、くよくよと思い悩むこと。三、四日便が出なくても、生活にあまり支障はないわけで、そういえば出てないな、くらいに気軽に考える人のほうが便秘になりにくいものです。なるべくゆったりと構えて暮らすように心がけましょう。一日一回出さなければ、と神経質になることが逆にストレスとなり、実際に便秘になってしまうこともよくあります。また、下剤を使ったり、浣腸《かんちょう》したりすることで、かえって腸内環境が悪くなり、慢性的な便秘になってしまうこともありますので注意が必要です。

**Answer**

**一日一回なくても大丈夫**
**三日くらい出なくても心配ありません**

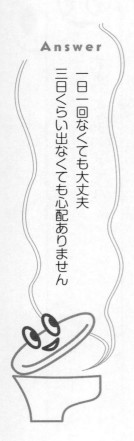

Question

## 排便の時間が決まっていないのですが……

毎日、同じ時間に排便しなければならないということはありません。ただし、毎日排便するリズムを作ることは大切です。いつもより三十分早く起きて、コップ一杯の水を飲む、朝の光を浴び、朝食を食べる。朝の習慣ができると、毎朝すっきりタイムがやってくるようになります。

Answer

## 気にしなくてもいいけれど排便リズムを作るように心がけて

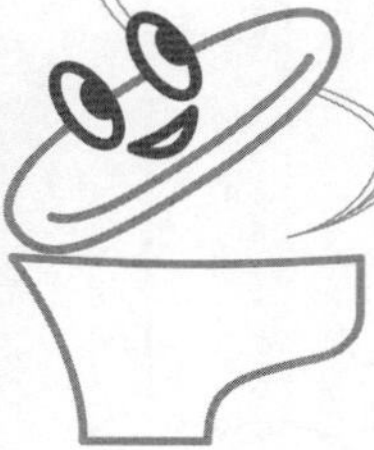

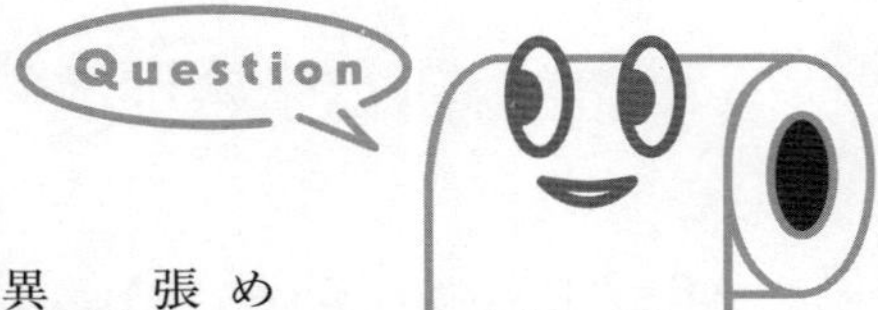


# どのくらい出なかったら病院に行くべきですか

一週間以上便が出ない状態が続くようなら、病院へ行くことをおすすめします。また、排便時に痛みや違和感があったり、いつまでもお腹の張りが続くような場合も、専門医に相談してください。

便が腸内に滞ったまま時間が経《た》つと、腸内で腐敗し、便やおならから異常なニオイがしてきます。さらにそのニオイが口臭となり、さらに時間が経過すると体臭もしてきます。診療室を訪れる患者さんのなかには、ニオイだけで強度の便秘であることがわかる方もいます。これは極端な例ですが、通常の生活を送っていて、一週間以上出ない状態が続くようなら、遠慮なく病院を訪ねてください。

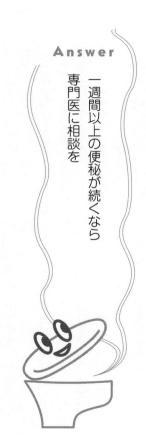

## Answer

# 一週間以上の便秘が続くなら
# 専門医に相談を

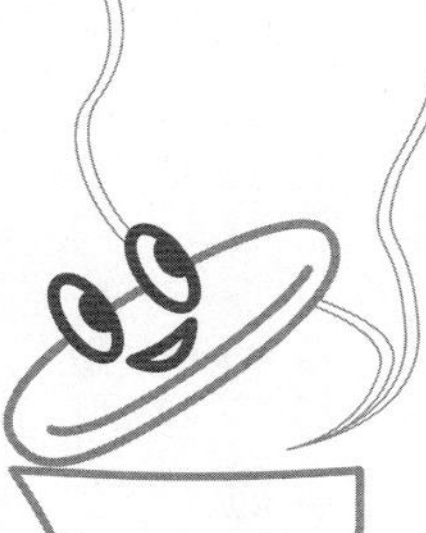

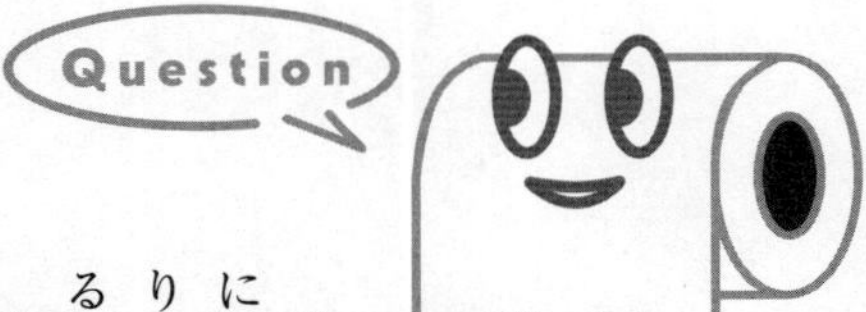


# 便秘は遺伝しますか

確かに母親が便秘症だと子供も便秘しやすい、という傾向はあるように思いますが、はっきりとした科学的根拠はありません。遺伝というより、生活パターンや食事の好みなどが便秘を引き起こす要因となっているのではないでしょうか。

子供の食生活は、ほとんど親に委ねられています。便秘がちな母親の食生活の好みが毎日の献立に反映されるわけです。たとえば、肉料理が中心で野菜はあまり食べないとか、ヨーグルトが苦手、納豆は嫌い、など、その影響で子供も便秘になる可能性はあります。

また、子供は性格も親に似ることが多いものです。神経質でくよくよしやすい親に似て神経質な子供は、便秘しやすくなるかもしれません。

## Answer

遺伝はしないけれど生活パターンの
影響を受けることはあります

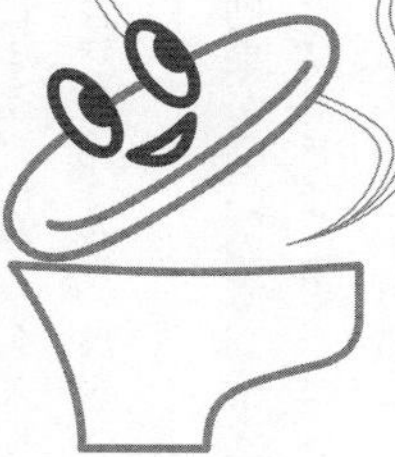

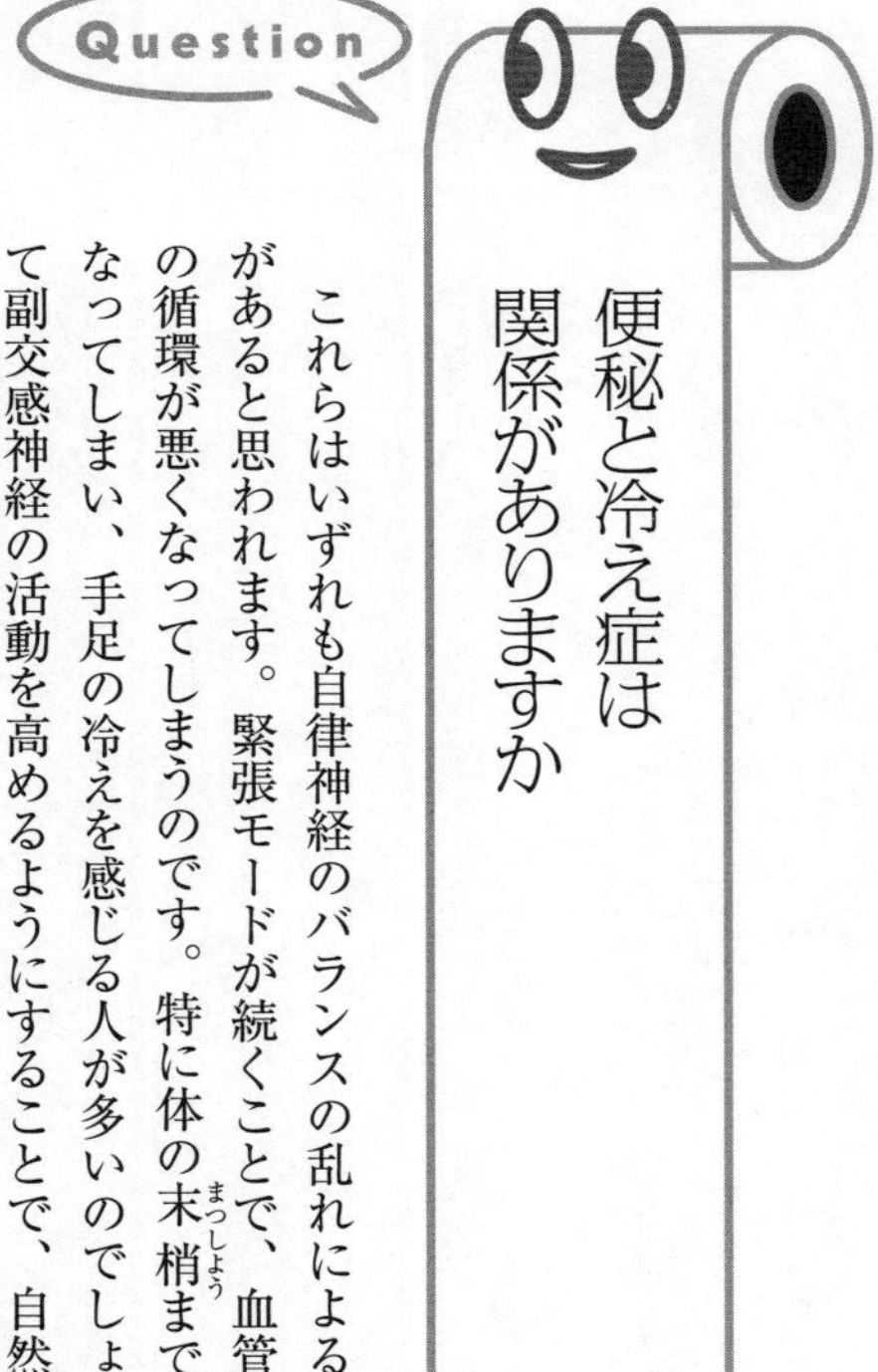


# 便秘と冷え症は関係がありますか

　これらはいずれも自律神経のバランスの乱れによる、血行不良と関係があると思われます。緊張モードが続くことで、血管が収縮して、血液の循環が悪くなってしまうのです。特に体の末梢《まっしょう》まで血液が巡りにくくなってしまい、手足の冷えを感じる人が多いのでしょう。リラックスして副交感神経の活動を高めるようにすることで、自然と冷え症の改善へとつながります。

　入浴は芯から体を温めるとともに、リラックス効果が高いので、冷え症の気になる便秘の人にぴったりです。夜は、シャワーではなく、ぬるめのお湯（三十八度～四十度くらい）にゆっくりとつかるのを習慣に。入浴後は一時間以内に寝るようにすると、睡眠の質もアップして、さらなる効果が期待できます。

Answer

血行不良を改善すれば
冷え症からも解放されます

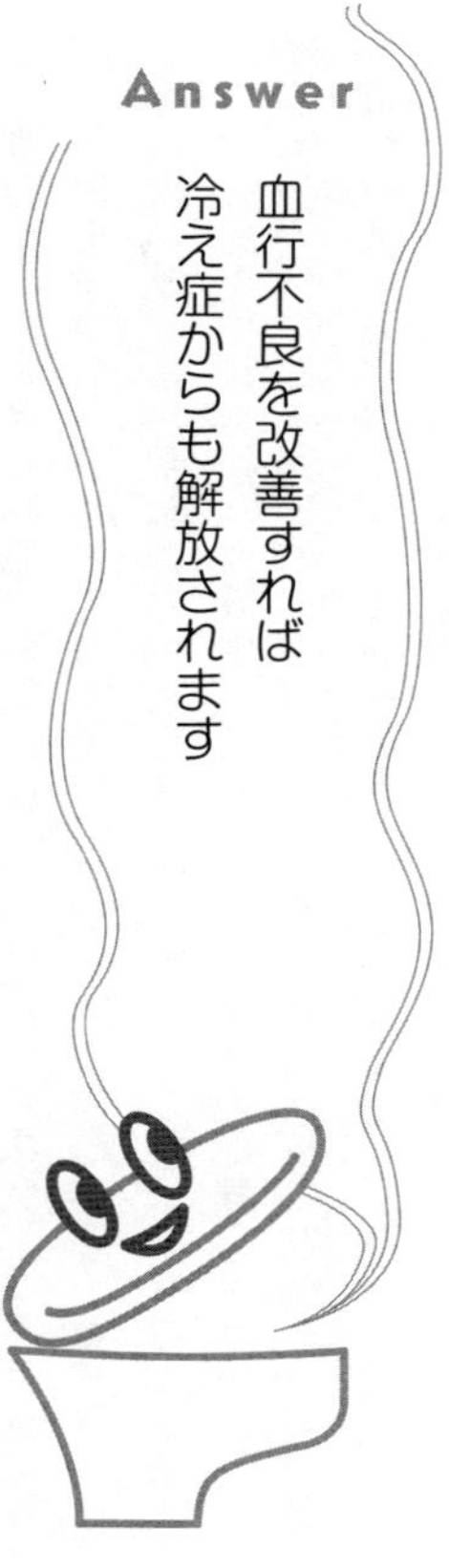

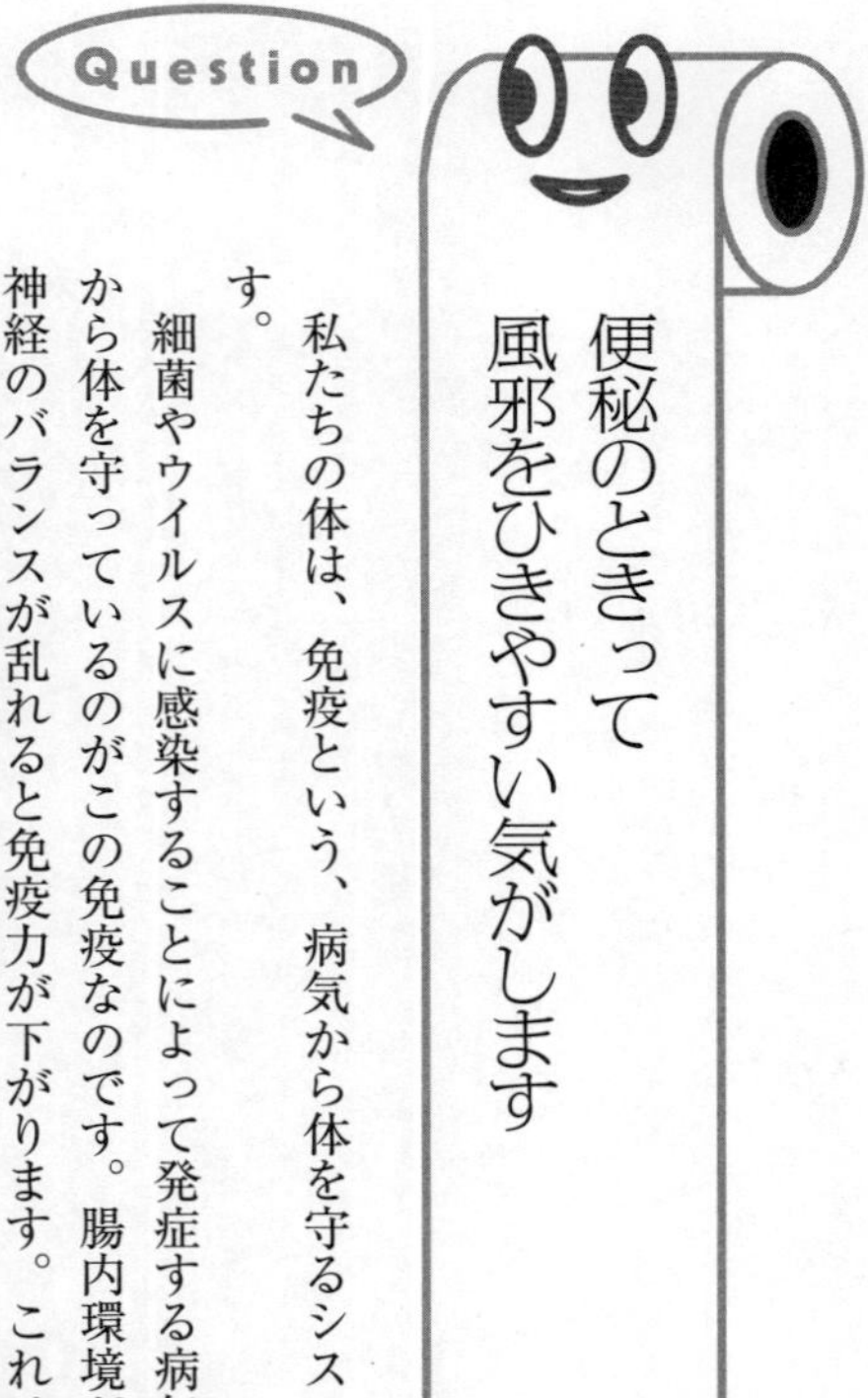


# 便秘のときって風邪をひきやすい気がします

私たちの体は、免疫という、病気から体を守るシステムを備えています。

細菌やウイルスに感染することによって発症する病気、つまり感染症から体を守っているのがこの免疫なのです。腸内環境が悪くなり、自律神経のバランスが乱れると免疫力が下がります。これは、免疫システムの中心的な役割を担う血液中の白血球が自律神経の影響をおおいに受けるため、正常に働かなくなるからです。すると、外からのウイルスや細菌への抵抗力が弱まり、風邪もひきやすくなります。

また、免疫は体の外からの細菌やウイルスから守るだけでなく、体の中で生じる異物からも守ってくれています。その代表ががんです。極端にいうと、免疫力の低い人は、がんにもなりやすいといえるのかもしれません。ゆえに自律神経のバランスを整えることは、がんの予防にもつながる可能性があります。
便秘にならない体を作ることは、このように免疫力を高めることにもつながります。

**Answer**

**免疫力が低くなると風邪をひきやすくなります**

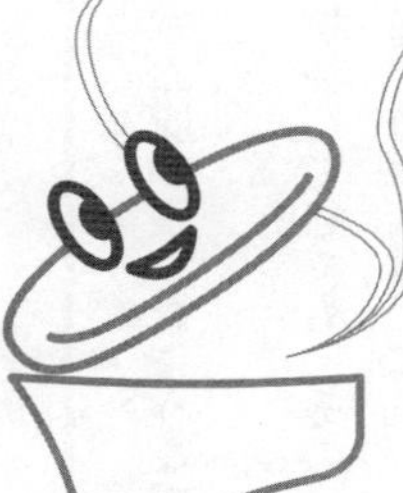

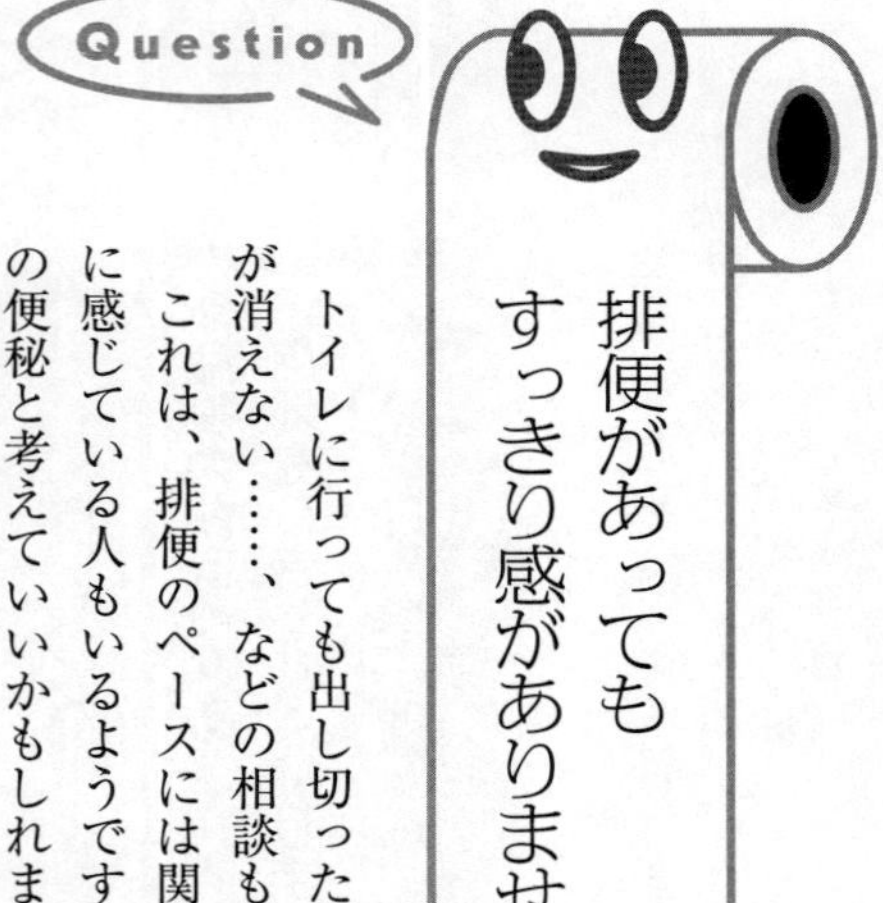


## 排便があっても すっきり感がありません

トイレに行っても出し切った感がないとか、お腹が張ったような感じが消えない……、などの相談も案外多いものです。

これは、排便のペースには関係なく、毎日排便していても、そのように感じている人もいるようです。そんな自覚症状が続くようなら、一種の便秘と考えていいかもしれません。何らかの理由で、腸内環境が乱れたり、自律神経のバランスが崩れていたり、腸のぜん動運動がスムーズにいっていなかったり……。すっきりしないからといって、むやみに下剤を使ったり浣腸したりすると、腸の粘膜が炎症を起こしたりすることもあるので気をつけてください。

また、出ていても長年の便秘で腸がむくんでいるため、すっきりしないと感じてしまうこともありますので、それを気にしないようにすることも大切です。

毎日の生活のなかで腸内環境を整えていくと、すっきりとした毎日が迎えられるようになるはずです。

**Answer**

**すっきり感を目指して腸内環境を整えよう**

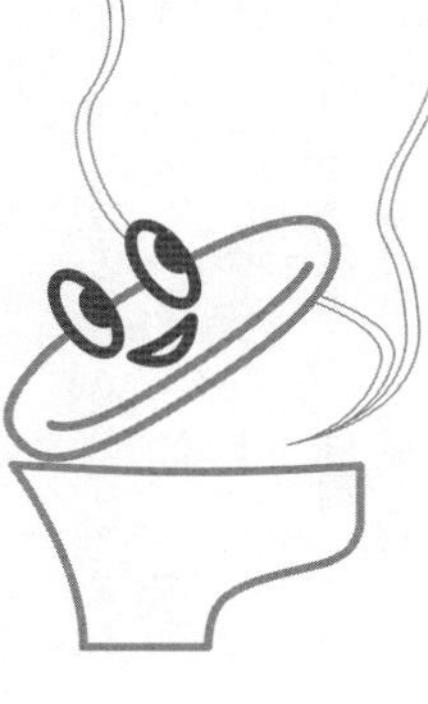

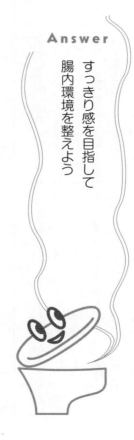

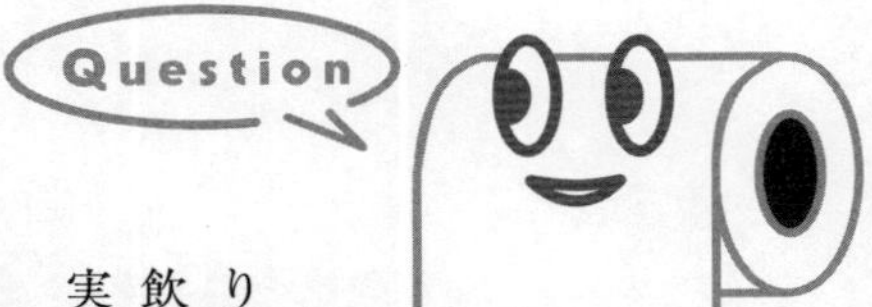


# 下剤を飲まないと出ません

便秘が続くと、どうしても薬に依存してしまいがちですが、下剤を繰り返し使うことは避けたいものです。続けて使っているうちに、下剤を飲まないと出なくなってしまい、徐々に使用回数も増えてしまいます。実は、便秘外来にくる患者さんにもそういう人がたくさんいます。

下剤は強力な刺激剤ですから、継続して使用すると腸に炎症を起こし、腸が動かなくなってしまったり、腸内環境が悪化してしまう原因にもなりかねません。

私の便秘外来では、基本的に下剤は処方しません。下剤では便秘を根本的に治すことはできないからです。薬の力で一時的に便を出しても、便秘が治ったとはいえません。

基本的な腸内環境を整え、腸のぜん動運動がきちんと行われるようにすることで、自ら出せる状態へと導くようにしていきましょう。

## Answer

下剤では便秘の根本的な解決にはなりません

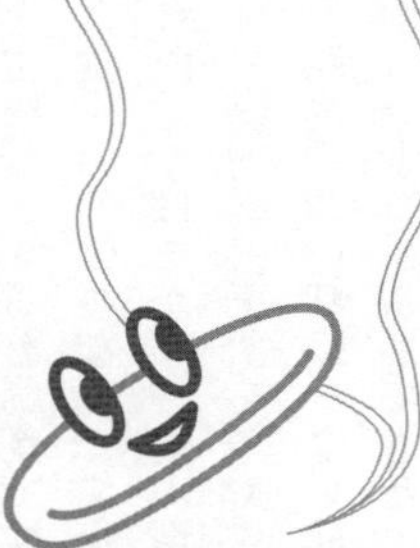

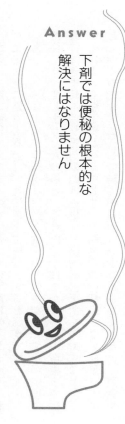

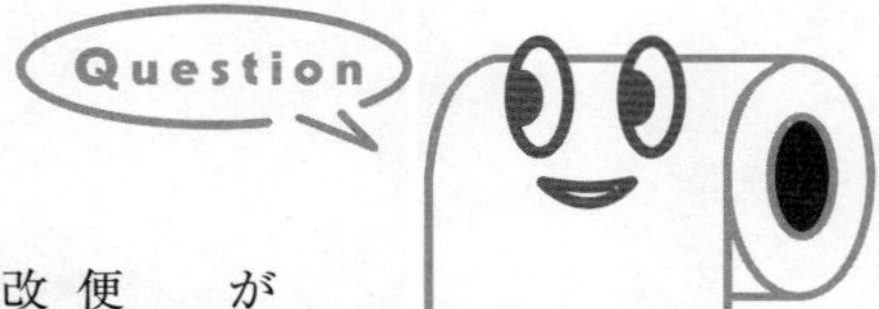


# 便秘薬の選び方を教えてください

たとえ強度の便秘の人であっても、基本的に下剤は処方しません。私が便秘治療に処方するのは、乳酸菌を主成分とする整腸剤です。

腸をコントロールする基本は運動と食生活の改善なのですが、強度の便秘になってしまった人の場合、それだけではなかなか腸内環境までは改善できません。整腸剤の助けを借りて腸内の善玉菌を増やすことで、便秘によって悪玉菌が増えてしまった腸内細菌の状態をよい状態へと変えていくのです。こうして腸内細菌のコントロールができると、運動や食事の効果もアップしますし、自律神経のバランスも整ってきます。

ビタミン類などのいわゆるサプリメントやデトックス茶などを気軽に常用している人も多いようですが、素人判断で摂取するのは危険です。

一度、専門医に相談してみましょう。

**Answer**

## 便秘薬はなるべく飲まない
## 飲むなら乳酸菌の整腸剤を

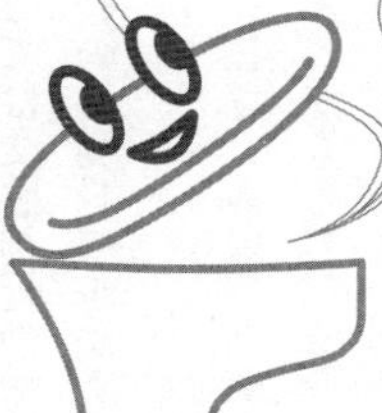

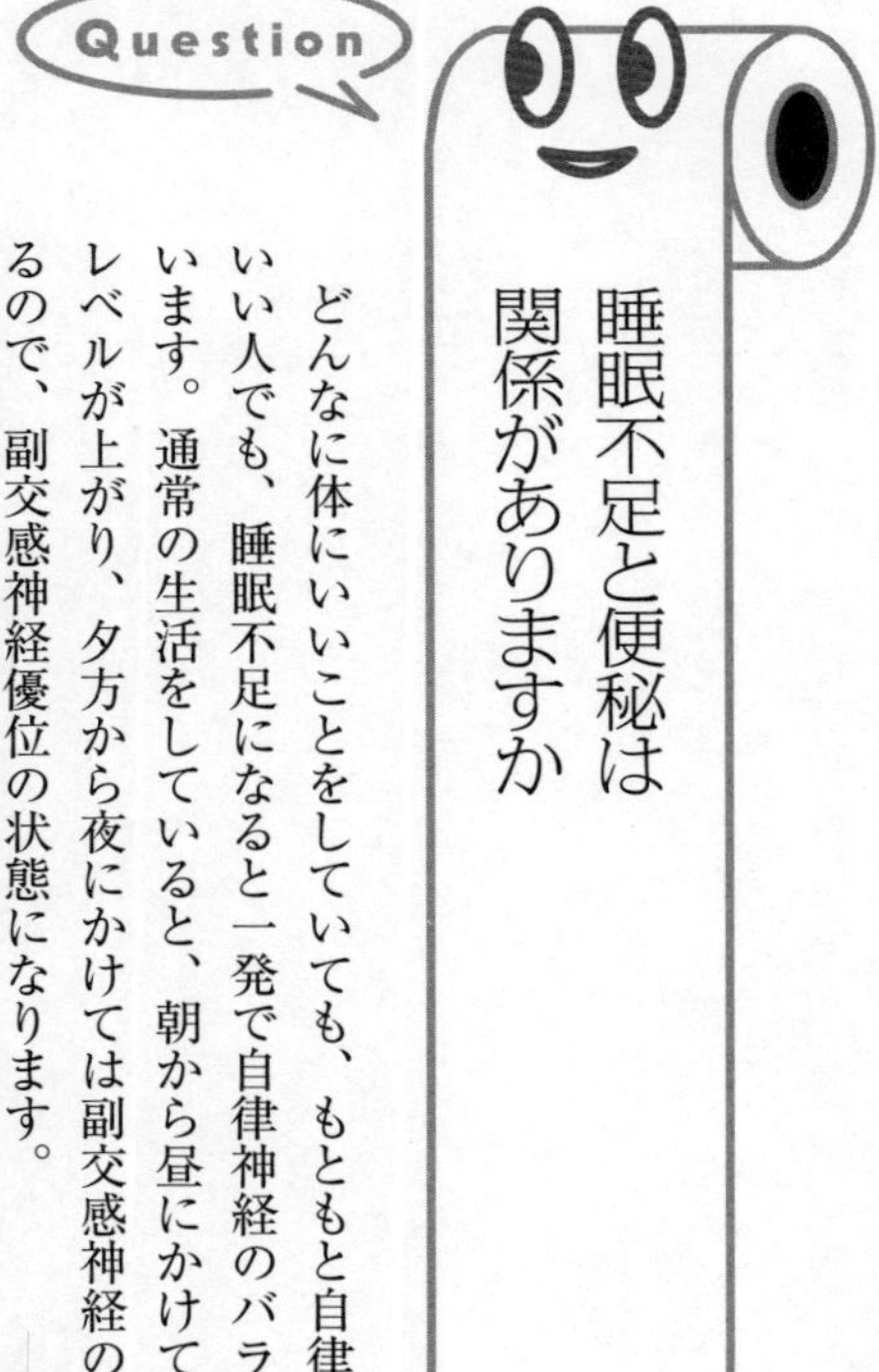


# 睡眠不足と便秘は関係がありますか

どんなに体にいいことをしていても、もともと自律神経のバランスがいい人でも、睡眠不足になると一発で自律神経のバランスが崩れてしまいます。通常の生活をしていると、朝から昼にかけては交感神経の活動レベルが上がり、夕方から夜にかけては副交感神経の活動レベルが上がるので、副交感神経優位の状態になります。

ところが、徹夜で仕事をしたり、朝まで飲んだりして、本来、副交感神経が優位になる時間帯に交感神経を刺激することばかりしてしまうと副交感神経の活動レベルが上がるタイミングを失ったまま、交感神経の活動レベルが上がる朝の時間を迎えてしまいます。

こうした状態では、副交感神経の活動レベルが上がることで活発になる腸のぜん動運動が働かず、また血流も悪くなります。
もう、おわかりですね。睡眠不足になると便秘になります。

Answer

睡眠不足は自律神経の乱れを引き起こし
腸内環境の悪化につながります

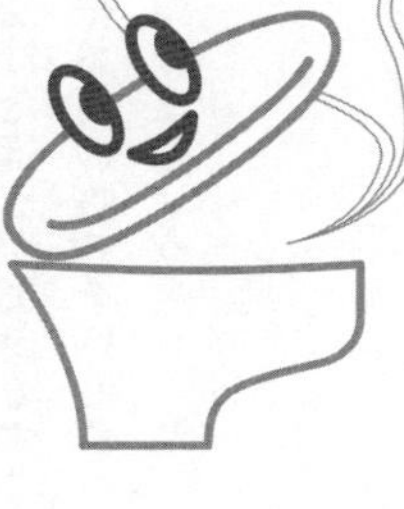

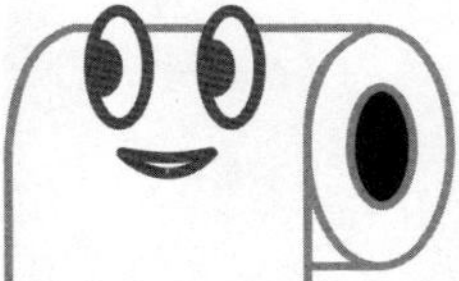

## 一日でも出ないと お腹が張る感じで苦しいんです

排便後お腹が張るなどの不快感、違和感が続くようなら便秘以外の病気の可能性もありますので、一度専門医の診察を受けたほうがよいです。女性の場合、生理前後には便秘と関係なく、腹痛やお腹の張りを感じることがあります。普段から冷えや運動不足に気をつけましょう。

Answer

## 排便後のお腹の張りは 不調のサイン

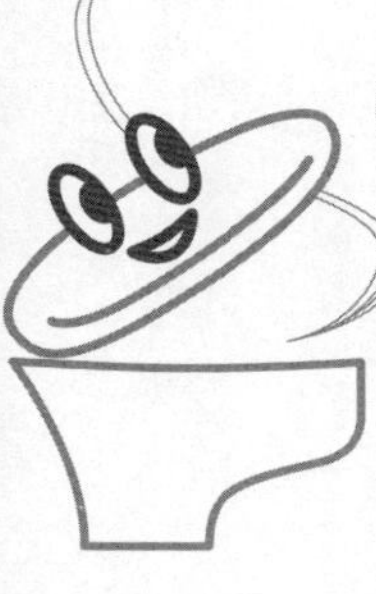

# 第二章　いろいろな便秘の症状

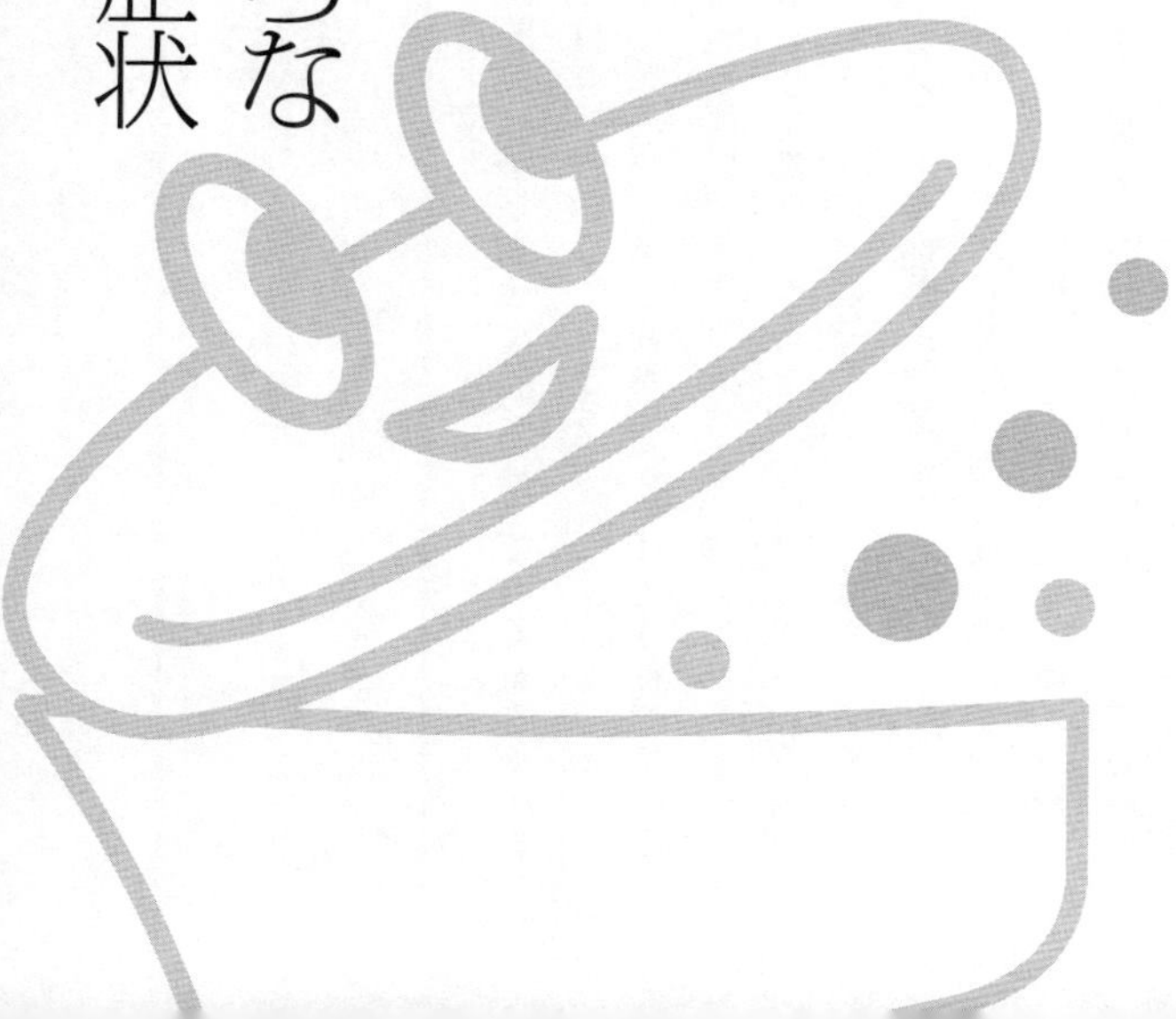

# たくさん食べているのに、少ししか出ません

″たくさん″と″少し″の量がわかりませんが、食べている量より出す量が極端に少ないなら、やはり、便秘といえます。

もしかして好き嫌いが多く、いつも同じような食品ばかり食べているのではありませんか？　野菜が嫌いであまり食べないのではありませんか？　あるいは外食ばかりの生活を送っていませんか？　タンパク質、脂質、糖質、ビタミン、ミネラルの五大栄養素に次ぐ、第六の栄養素といわれる食物繊維が不足している可能性があります。

食物繊維には、便の嵩《かさ》を増やして腸のぜん動運動を促す働きがあります。野菜不足の食生活を続けていると、食物繊維が不足して便の量が少なくなり、便秘になってしまいます。繊維の多い食物を意識して食べるようにしましょう。

そんなお話をすると「野菜は毎日食べていますよ」という患者さんもいます。でも、詳しく聞くと、野菜を食べてはいるけれど、サラダしか食べていないという答えが多いのです。食物繊維には不溶性と水溶性の二種類があるのですが、サラダに多く使われるレタスやきゅうりは、不溶性の食物繊維のほうが多く、水溶性の食物繊維が不足しがちです。不溶性2：水溶性1のバランスを目指すとよいでしょう。

※不溶性&水溶性食物繊維を含む食品については一〇六ページを参照してください。

**Answer**

立派な便秘です

食物繊維の多い食生活に切り替えて

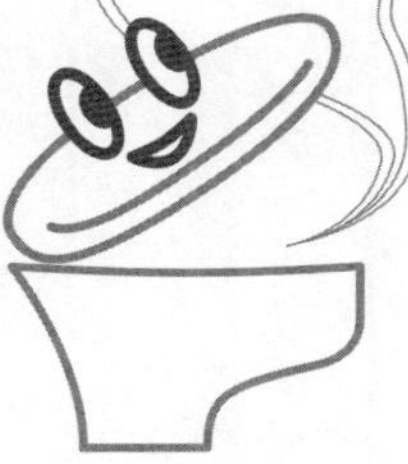

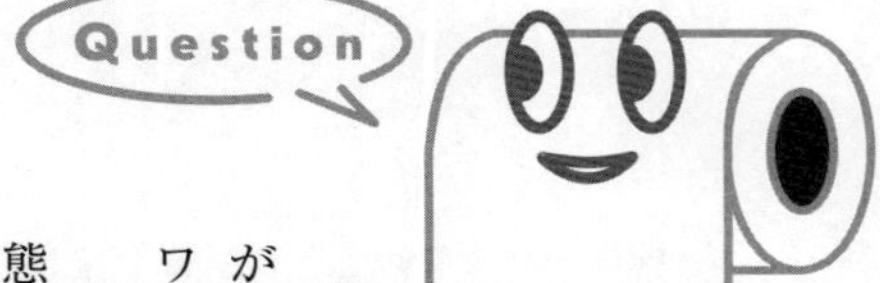


# 仕事が忙しくなると便秘になってしまいます

朝はギリギリに起きて朝食抜きで家を飛び出し、ランチも仕事をしながらデスクで簡単にすませ、終電間際まで残業。帰宅後はササッとシャワーを浴びるだけで、ベッドに入るまでテレビやメールチェック……。

仕事が忙しく、緊張した日常では、交感神経の活動が高まっている状態が続いています。こんな人は、仕事中の興奮状態が夜になっても影響し、副交感神経にうまく切り替えられない状態になっています。副交感神経の働きが弱いために起こる、腸のぜん動運動の低下による便秘の可能性が高いのです。

## ●朝は三十分早起きして朝食を食べる

●ランチはよく噛んで食べる
●仕事中はときどきゆっくり深呼吸する
●シャワーではなくバスタブにつかって入浴する
●寝る直前のメールチェックはやめる

これらのことを明日から実行してみてください。仕事中は集中力がアップ、家に帰ればすぐにリラックスできるような、理想的な自律神経バランスに近づいていきます。そうすれば自然と便秘も解消されるはずです。

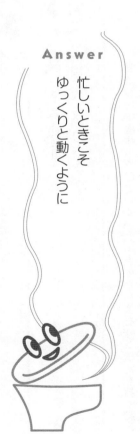

**Answer**

忙しいときこそ
ゆっくりと動くように

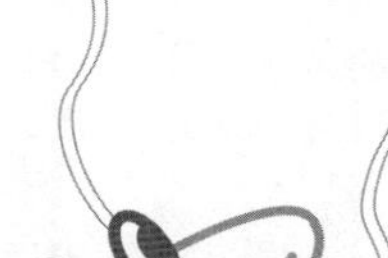

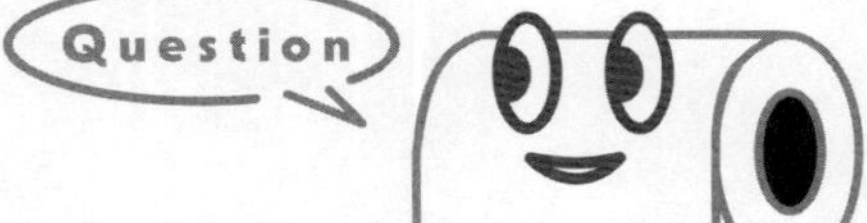


# 便秘と花粉症って関係がありますか

腸は便を排泄するだけでなく、悪いものから体を守る機能を持つ臓器です。

腸には免疫システムがあり、体内に入ってきたものが吸収すべきものか、異物として排除すべきものか、最初に判断するからです。

便秘になったり、腸内環境が乱れたりすると、その免疫システムがうまく働かなくなり、細菌やウイルスによる感染症にかかりやすくなります。花粉症などのアレルギー症状も、腸の免疫システムや腸内環境を整えることで、症状を緩和したり、予防したりすることができます。

つらい花粉症ですが、腸を見直すことで楽になる可能性があるのです。悩んでいる人は、腸の健康を取り戻すことから始めてみませんか。

Answer

腸の免疫システムがスムーズに働くと
花粉症の予防&緩和に

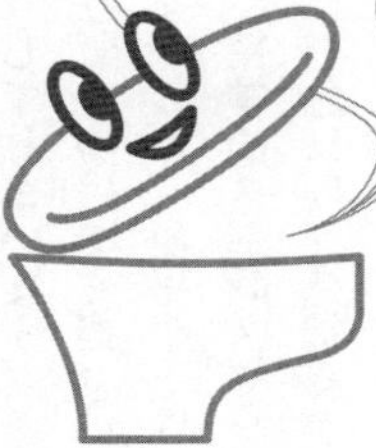

Question

# 便秘と下痢を交互に繰り返しがちです

原因はいくつか考えられます。まず、便秘の期間のほうが長い、という場合は、便秘が解消されるときに、腸に長く滞在して硬くなった便だけでなく、まだそれほど長期滞在していないやわらかい便まで排出されてしまうのです。この場合、出てしまえばすっきりしてしまいます。その後、便秘にならないために腸内環境を整えるよう気をつけてください。

腸に器質的な問題や細菌感染などのトラブルがないのに、便秘や下痢がある場合は、過敏性腸症候群の疑いがあります。精神的ストレスで交感神経が優位になり便秘になってしまったところに、急に副交感神経が強く働いてしまうと、今度は下痢になってしまいます。これが、質問にある便秘と下痢を繰り返す症状です。

人によっては便秘だけ、下痢だけという場合もあります。こちらは緊張したり、環境が変わったりすると、急にお腹が痛くなったり、下痢をしたりする症状で、ストレスによる自律神経の乱れから起こることが多いのです。この場合は、腸内環境を整えるとともに、自律神経のバランスを整えるようにしましょう。専門医に相談することもおすすめです。

下痢の場合は、薬で止めてしまうと、細菌など排泄すべきものが腸内にとどまり、かえってよくありません。素人判断で下痢止めを多用するのは避けたほうがいいのです。便秘と下痢、どちらにも効果がある整腸剤を続けて飲んでみるのもよいと思います。

## Answer

## 整腸剤を飲んで腸内環境を整えましょう

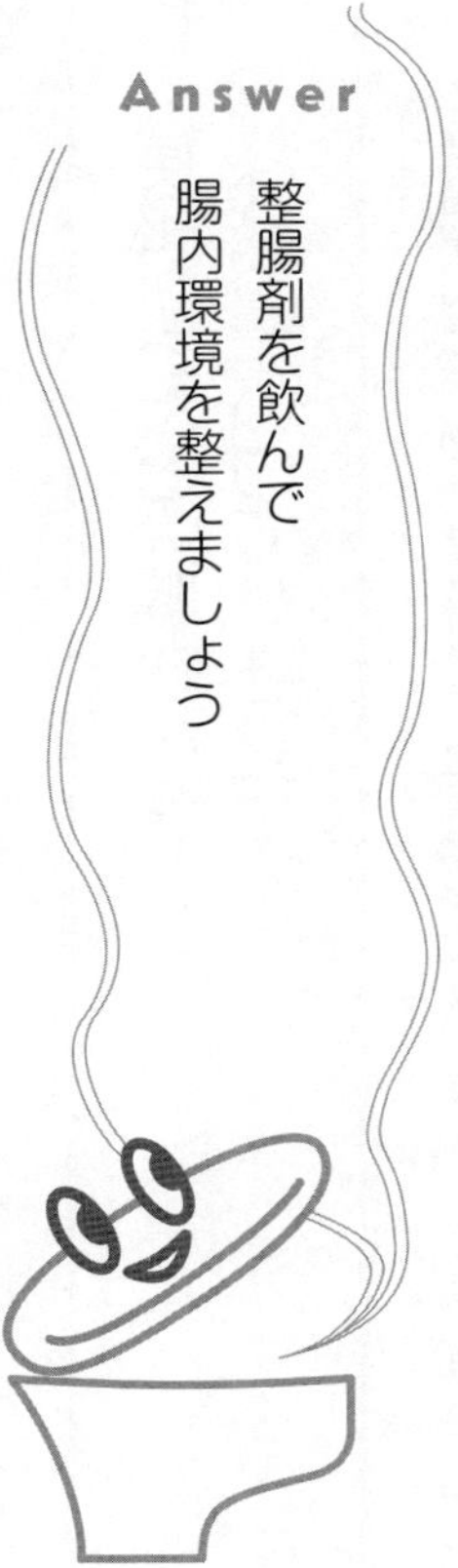

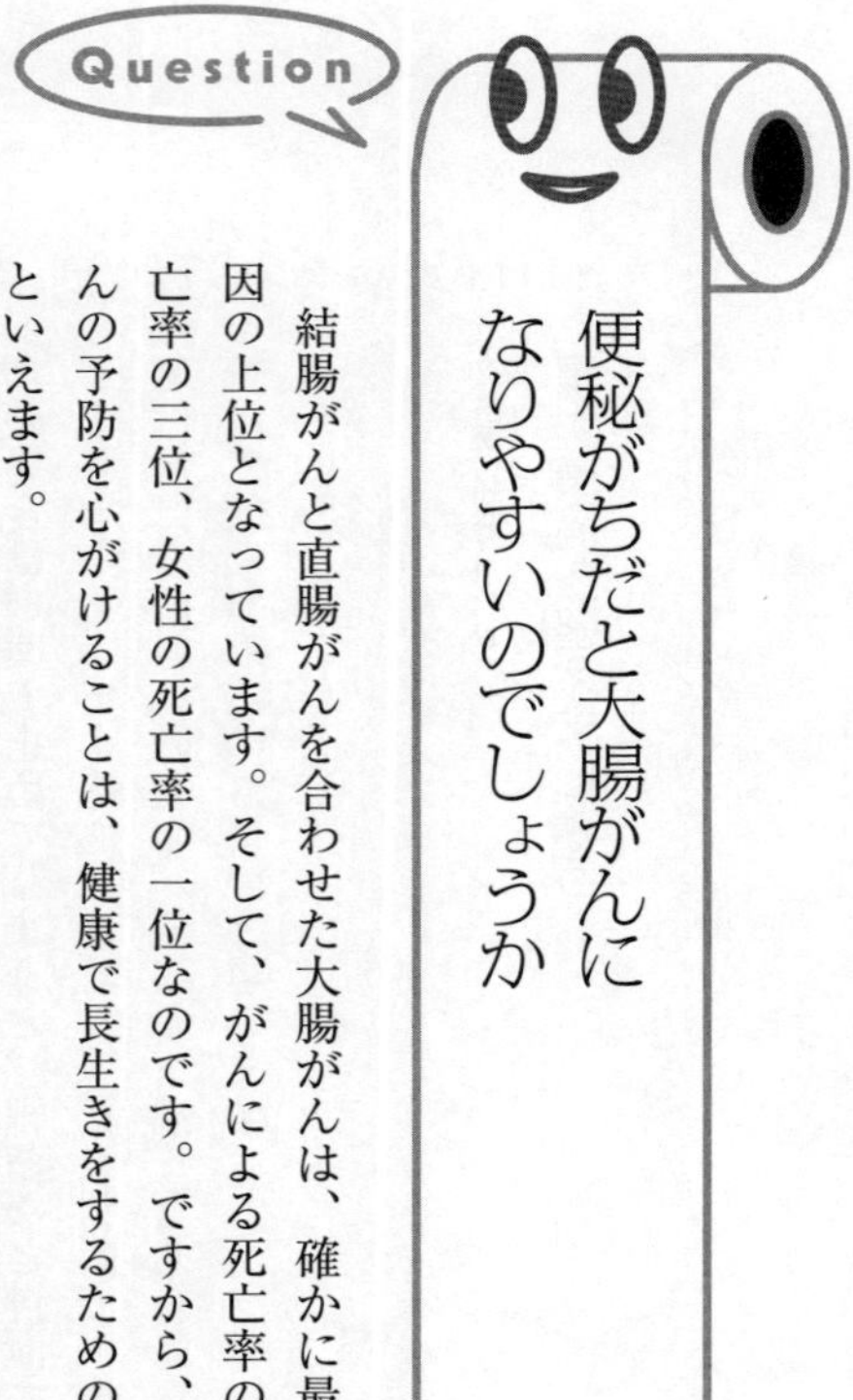


# 便秘がちだと大腸がんになりやすいのでしょうか

結腸がんと直腸がんを合わせた大腸がんは、確かに最近の日本人の死因の上位となっています。そして、がんによる死亡率の中で、男性の死亡率の三位、女性の死亡率の一位なのです。ですから、日頃から大腸がんの予防を心がけることは、健康で長生きをするための重要なポイントといえます。

さて、便秘と大腸がんの関係ですが、腸内環境が悪いと、腸内で刺激物質が作られたり、炎症を起こしたりします。腸に限りませんが、炎症を繰り返すとＤＮＡが損傷を受けて細胞の生まれ変わりにエラーが起こり、がん細胞が生まれやすくなることがあります。

しかし、便秘の人が大腸がんになりやすいという科学的証拠はありませんので、あまり神経質に心配する必要はないでしょう。
ただし、腸内環境を整えて、便秘を予防することは、大腸がんの予防にもつながっていくと思います。

**Answer**

**便秘を予防することは大腸がんの予防にもつながります**

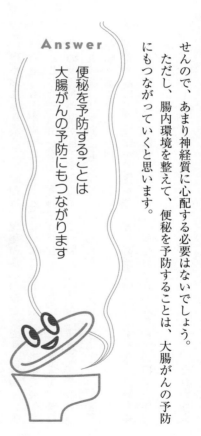

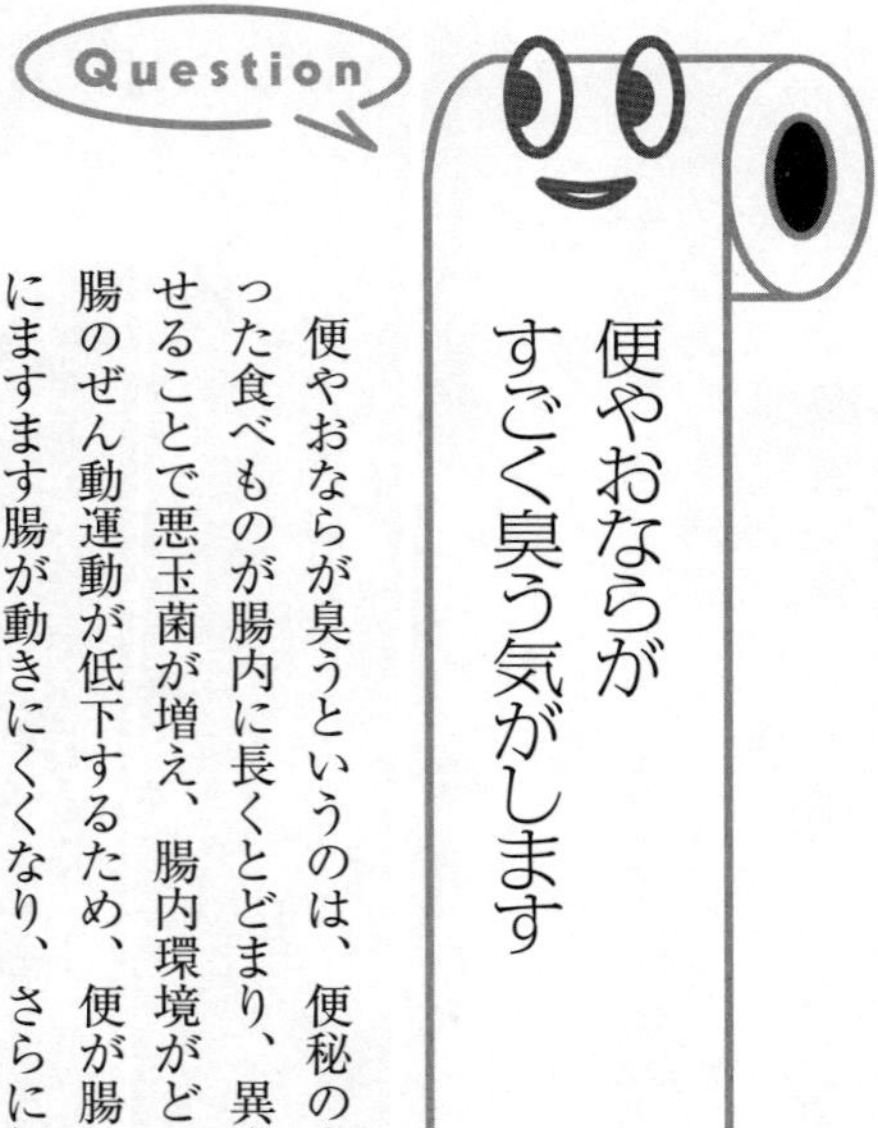


# 便やおならがすごく臭う気がします

便やおならが臭うというのは、便秘の症状のひとつです。腸の中に入った食べものが腸内に長くとどまり、異常発酵を起こして毒素を発生させることで悪玉菌が増え、腸内環境がどんどん悪化していきます。また、腸のぜん動運動が低下するため、便が腸のあちこちに滞留し、そのためにますます腸が動きにくくなり、さらに便が長く滞留するという悪循環に陥ります。

要するに、腸のなかで便がどんどん腐っていくのですから、臭いも強くなって当然。これが進行すると、便やおならのみならず、口臭や体臭となってあらわれてくる例もあります。悪玉菌から発生したアンモニアやインドール、スカトールなどの有害物質が血管にまわり、それが毛穴から排出されると体臭になります。便秘が胃に影響し、さらに呼気に影響すると口臭が発生します。
臭いは腸内環境を表すバロメーターともいえます。対策としては、腸のぜん動運動を促して腸内環境を整え、便秘を改善するしかありません。

**Answer**

**臭うのは便秘の証拠**
**便秘からの脱出を目指そう**

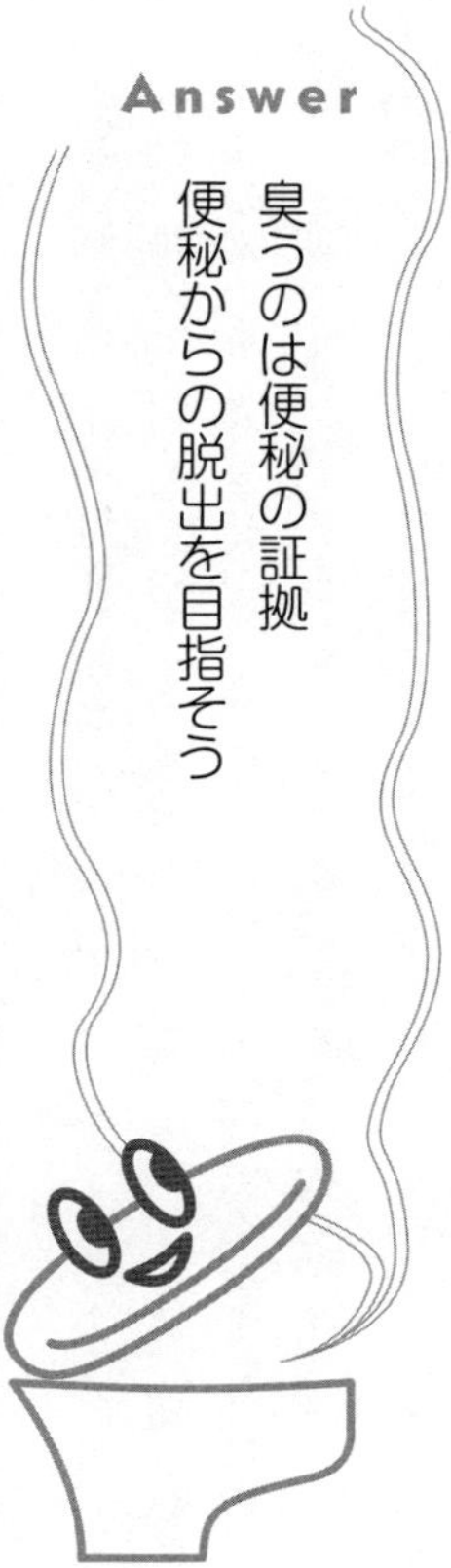

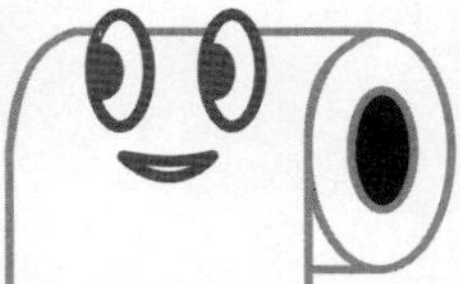

**Question**

## 血便が出ました。病気でしょうか

赤い鮮血は、痔の可能性が高いです。便自体がタールのように黒い場合は、腸内で出血しています。胃潰瘍、大腸炎、腸ポリープ、あるいは大腸がんかもしれません。すぐに病院で診察を受けてください。早期発見、早期対策のためにも、毎日便を観察することが大切です。

**Answer**

## 色や状態をチェックして、気になったら即、病院で診察を

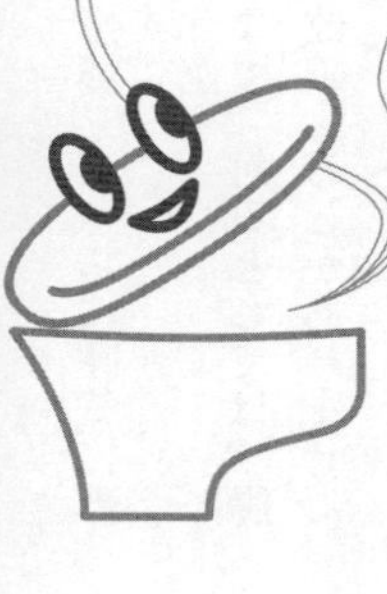

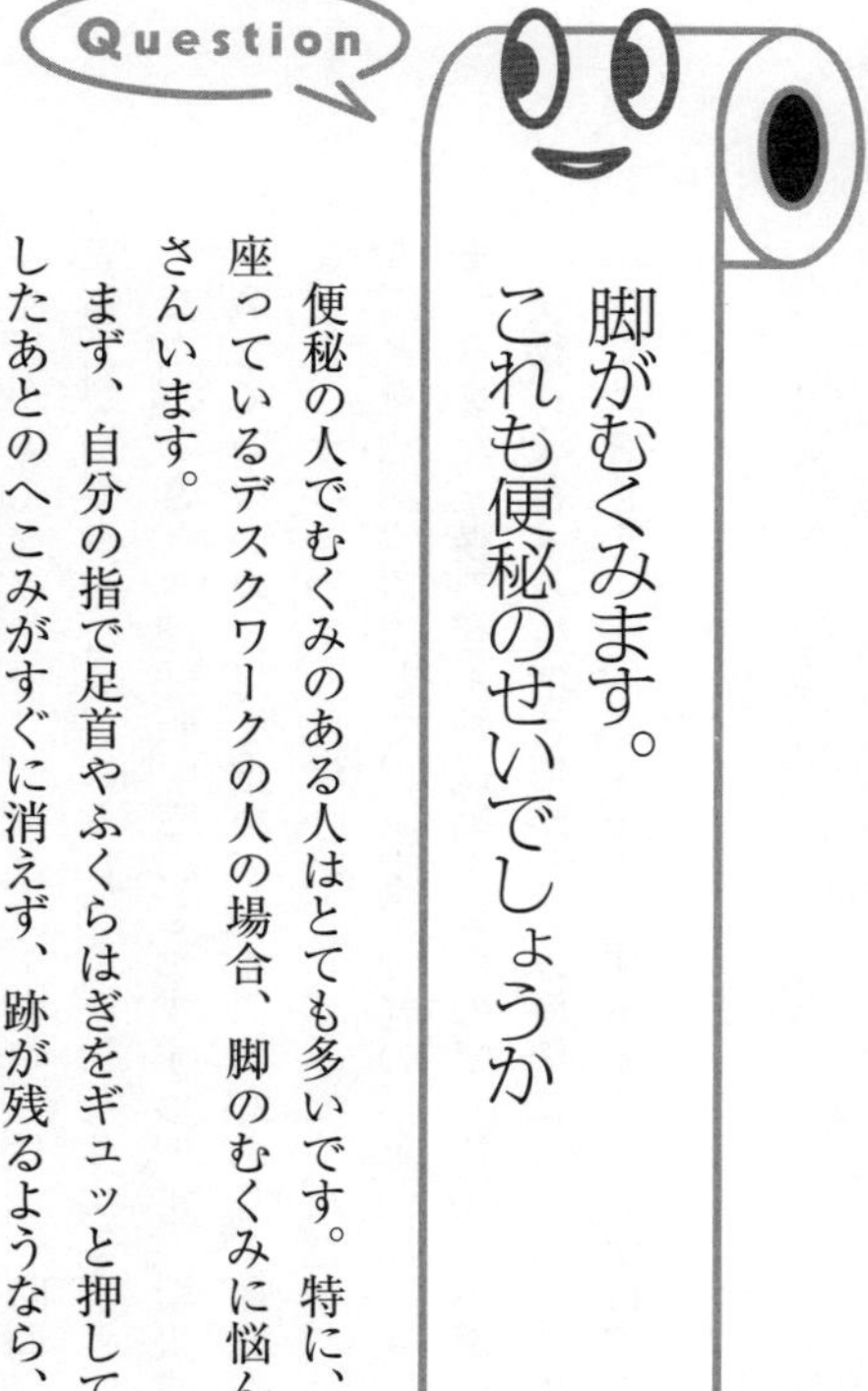


## 脚がむくみます。これも便秘のせいでしょうか

便秘の人でむくみのある人はとても多いです。特に、一日中、椅子に座っているデスクワークの人の場合、脚のむくみに悩んでいる人がたくさんいます。

まず、自分の指で足首やふくらはぎをギュッと押してみましょう。押したあとのへこみがすぐに消えず、跡が残るようなら、むくみの症状があります。内臓疾患などが原因の場合もありますから、病院で診《み》てもらうことをおすすめします。

特に病的な原因がなく、むくみが気になる場合は、血液やリンパ液の流れが滞っていることが考えられます。交感神経優位の状態が続くと、体が緊張してしまいます。すると筋肉も緊張して硬くなるので、血液の流れが圧迫されて、皮膚も乾燥し、腸の動きも悪くなります。便秘のときは、交感神経が優位になって、副交感神経の活動レベルが下がっていることが多いので、どうしても血行が悪くなって、むくみにつながるのです。

手軽にできるむくみ対策としては、まず、軽く体を動かすこと。全身の血行がよくなります。デスクワークの人は、一時間に一回くらいは、立ち上がって歩いたり、ストレッチをしたりするようにします。

また、ときどき深呼吸するのもおすすめです。緊張する仕事などでは、意識していないのに息を止めていることがあり、血流が滞ります。そんなときこそ、ゆっくりと深呼吸をしてみてください。特に、深く息を吐くことを意識することで、副交感神経の活動が高まり、血流がよくなります。また、腸のぜん動運動を促すので、便秘の解消にもなります。

便秘を改善する生活習慣がむくみ解消にもつながるので、自律神経のバランスを整え、腸内環境をよくするように心がけましょう。

## Answer

# 深呼吸や軽い運動で副交感神経のスイッチオン

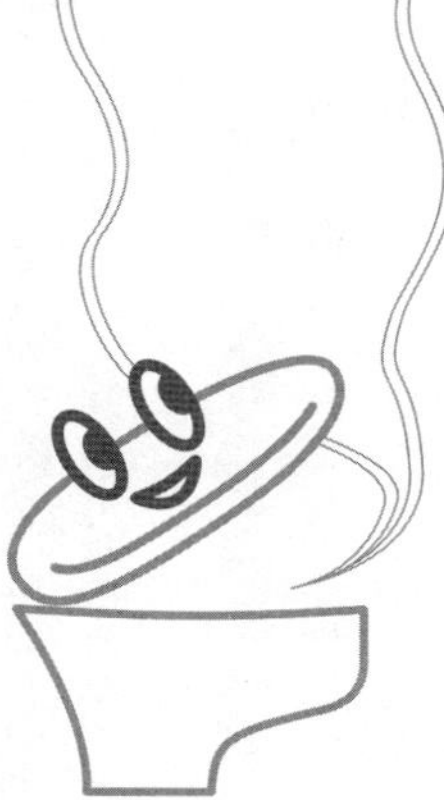

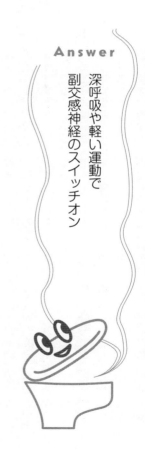

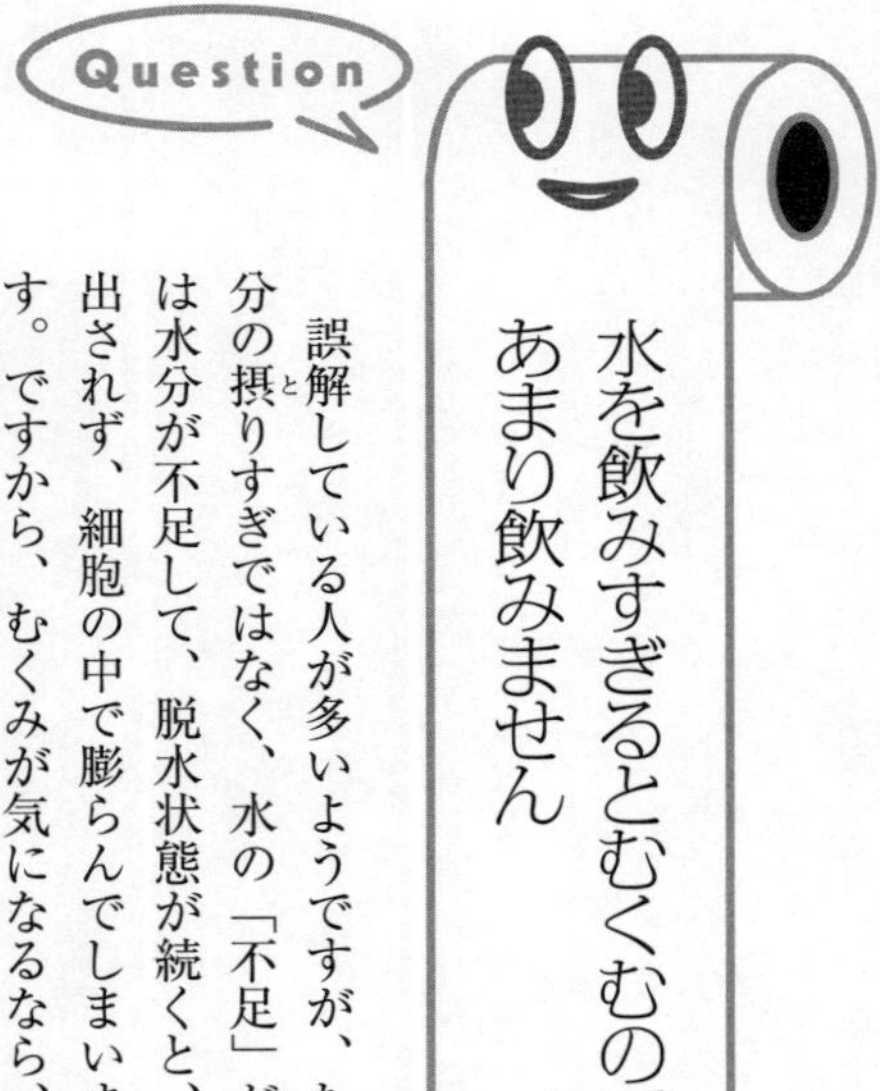


# 水を飲みすぎるとむくむのであまり飲みません

誤解している人が多いようですが、むくみは単純な水の飲みすぎや塩分の摂《と》りすぎではなく、水の「不足」が原因で起こるのです。人間の体は水分が不足して、脱水状態が続くと、細胞の中の余分な水がうまく排出されず、細胞の中で膨らんでしまいます。これがむくみの原因なのです。ですから、むくみが気になるなら、一日一～二リットルの水をこまめに飲むことが必要なのです。

人間の体は、成人で六十～七十パーセントは水分でできていて、その水分は、生命を維持するために大切な役割を担っています。けれども、一日に二～二・五リットルの水分が、汗や尿として体外に排出されてしまいます。ですから不足した分だけは補ってあげなければなりません。

水が不足するとどうなるのでしょうか。体に水が不足して脱水症状になってしまうと、血液がドロドロ状態となります。すると血管が詰まったり、傷ついたりして生命維持に不安をきたします。肌や髪にもトラブルがあらわれたりします。また、自律神経の乱れから、イライラしたり、怒りっぽくなったりして、仕事の能率も落ちてしまいます。

さて、上手な水の飲み方は、朝起き抜けに一杯、バッグやデスクにもペットボトルを常備して、定期的にこまめに飲むようにします。こまめに飲んだほうがいい理由は、水を飲む、という行為自体が自律神経を整えてくれるからです。

**Answer**

**むくみが気になる人ほど**
**水を飲む必要があります**

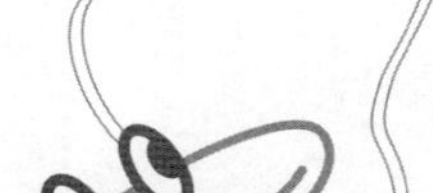

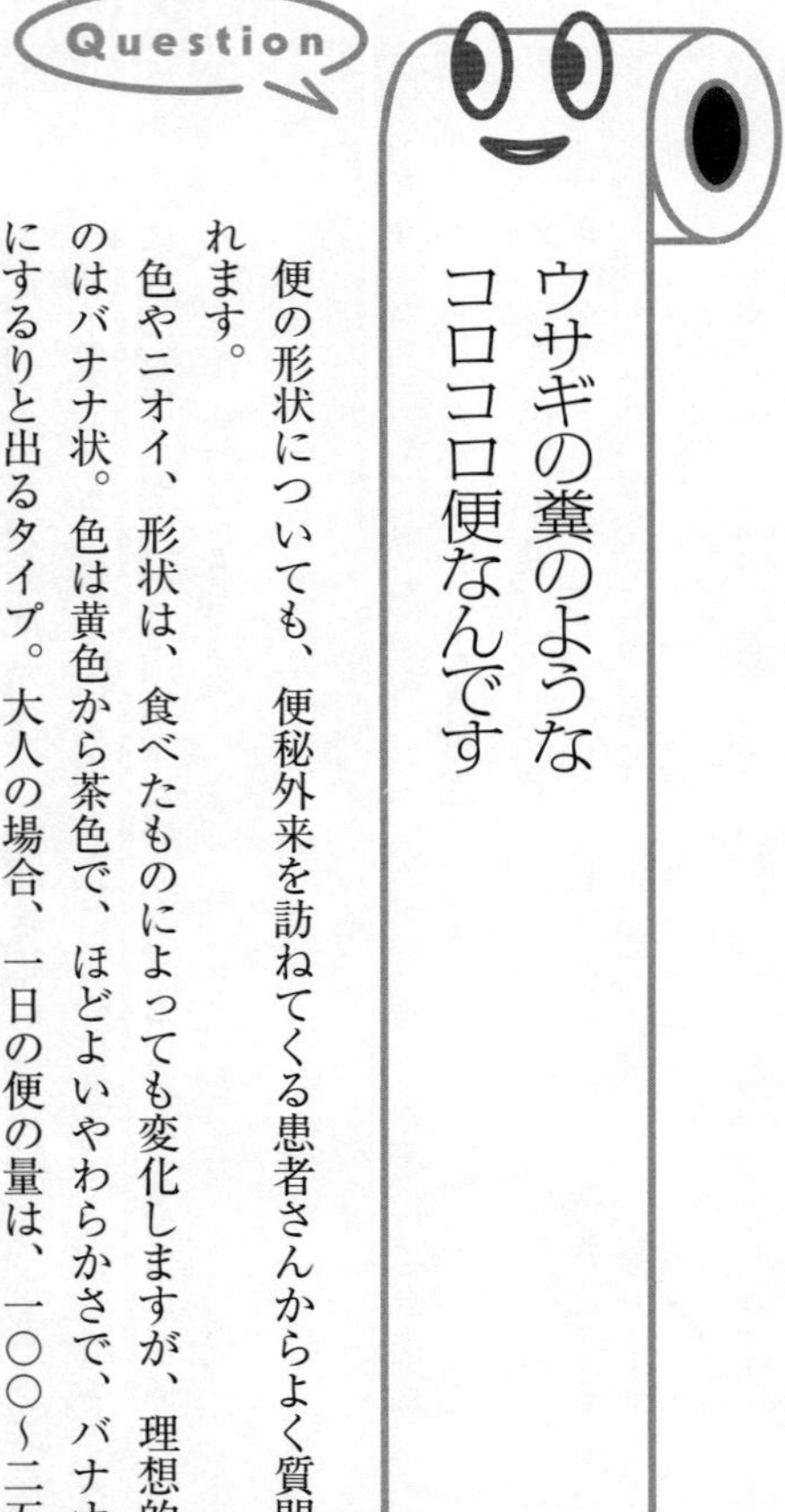


# ウサギの糞のような コロコロ便なんです

便の形状についても、便秘外来を訪ねてくる患者さんからよく質問されます。

色やニオイ、形状は、食べたものによっても変化しますが、理想的なのはバナナ状。色は黄色から茶色で、ほどよいやわらかさで、バナナ状にするりと出るタイプ。大人の場合、一日の便の量は、一〇〇〜二五〇グラム程度といわれています。大きめのバナナ一〜一・五本分くらいでしょうか。

便が腸内に長くとどまっていると、水分がどんどん吸収されて、硬くなります。その結果、コロコロしたウサギの糞《ふん》のようになることがあります。また、便が硬くなると、痔になってしまうこともあるので気をつけなければいけません。腸内環境を整えて、便の滞在時間を通常にし、ほどよいやわらかさの便に近づけるようにすることが大切です。

ただ、最初に申し上げたように、便の形状には食べものの影響や、それぞれの人がもともと持っている特性など、個人差があります。「バナナ状でない」と、必要以上に気にすると、自律神経のバランスが乱れて、腸だけでなく、体全体に悪影響が出ることがあります。

毎日の便の状態の観察は必要ですが、あまり思い詰めないようにしてください。

Answer

## 理想は黄色いバナナ状。するりと出ることが大事

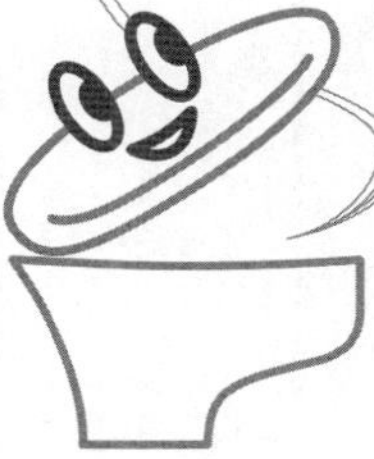

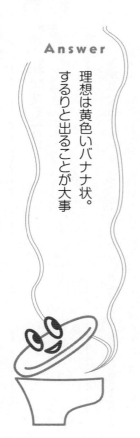

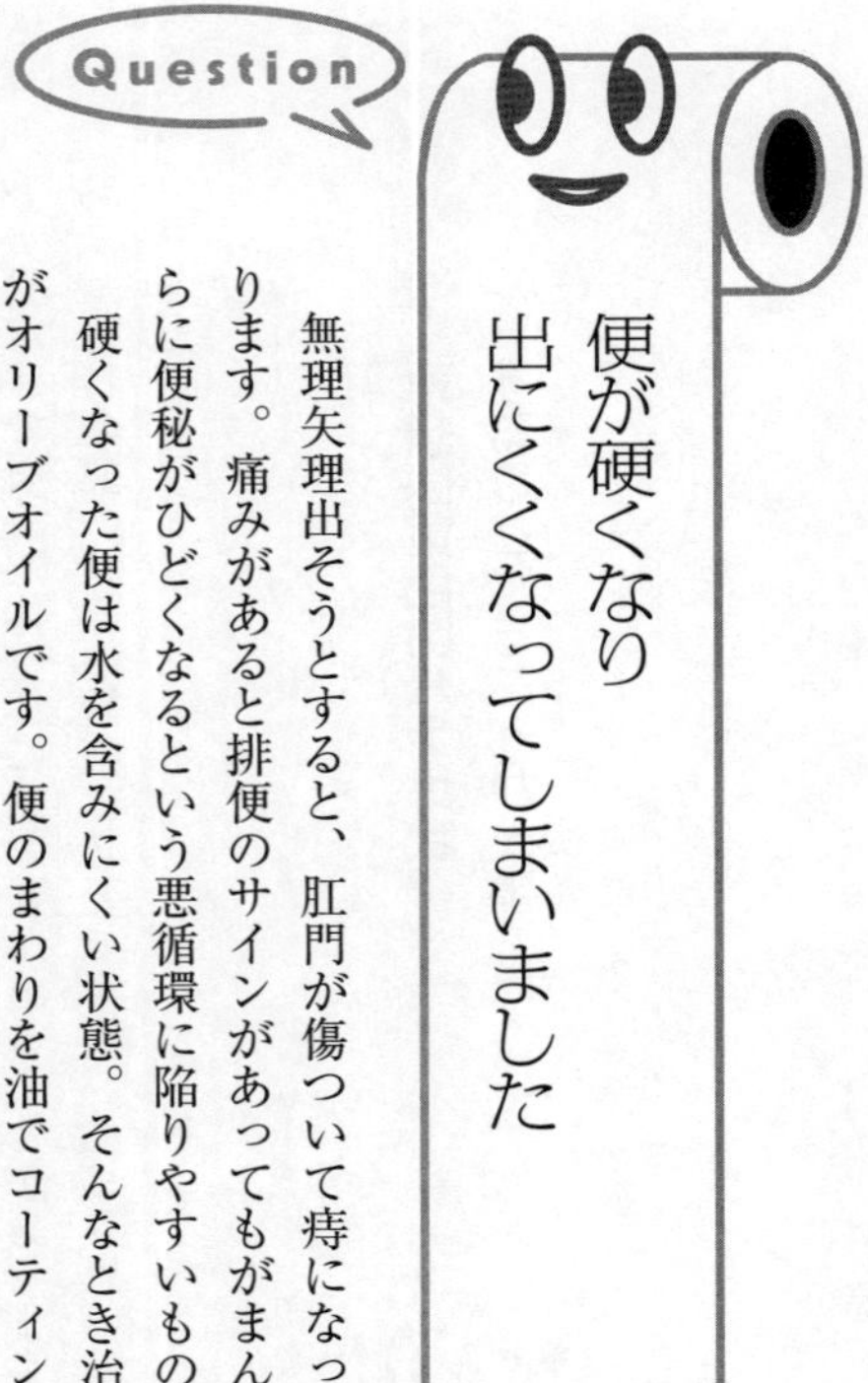


# 便が硬くなり出にくくなってしまいました

無理矢理出そうとすると、肛門が傷ついて痔になったりすることもあります。痛みがあると排便のサインがあってもがまんしてしまって、さらに便秘がひどくなるという悪循環に陥りやすいものです。

硬くなった便は水を含みにくい状態。そんなとき治療でも使用するのがオリーブオイルです。便のまわりを油でコーティングして、それが潤滑油となって、スルッと動くようにするのです。一日大さじ一杯を目安に飲んでください。

便が硬くなりやすい人は、普段から水分や、水分の多い便を作る水溶性食物繊維をたっぷり摂るようにしましょう。

また、バナナは便をやわらかくするマグネシウムが豊富なので、毎日食べるのもいいですね。
とにかく、日頃から便をやわらかくするように心がけましょう。

## Answer

大さじ一杯のオリーブオイルを飲んで
するりと排出！

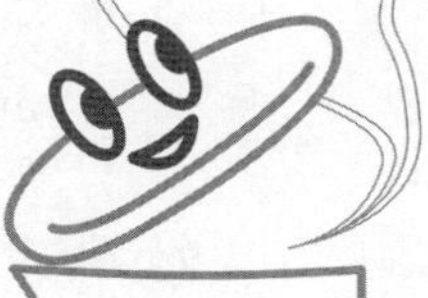

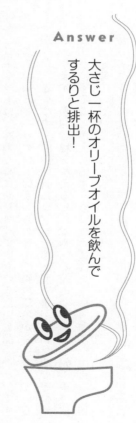

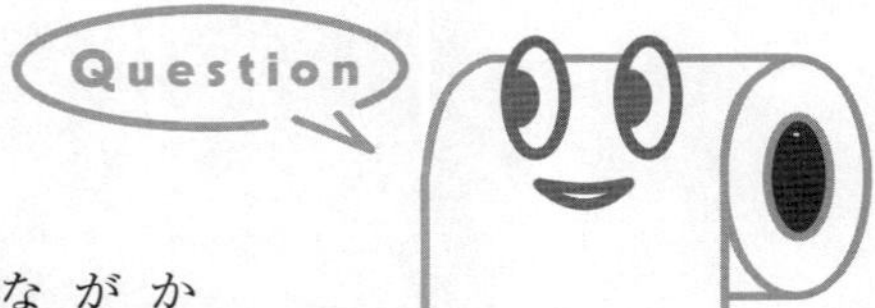


# ヨーグルトを食べると
# お腹が張ってしまいます

ヨーグルトは、腸のためにぜひ摂っていただきたい食品のひとつです。お腹が張るというのは、何かしらの理由で腸内環境が悪くなっているからだと思います。腸内細菌には、善玉菌と悪玉菌、日和《ひより》見菌《みきん》の三種類があります。腸内環境を整えるには、腸内細菌のバランスを善玉菌優位な状態にすることが大切です。そのためには、全体の七割を占める日和見菌を味方につけることが必要になります。

ヨーグルトの乳酸菌には、善玉菌増強作用があり、また、腸のぜん動運動を活発にし、スムーズな排泄を促す作用があります。その結果、自律神経のバランスも整い、ますます腸内がきれいになって、腸での栄養吸収がアップします。それが、抗ストレス効果や抗疲労効果にもつながり、体全体が健康になります。

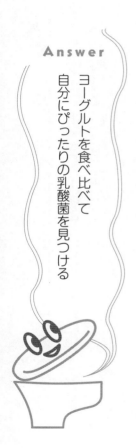

現在、乳酸菌を含むヨーグルト製品は約八〇〇種類あるともいわれ、それぞれ、特長も効果も異なるので、人によって合う菌、合わない菌があります。ヨーグルトを食べるとお腹が張ったように感じる、あるいは便秘が改善されない、という場合は、そのヨーグルトの乳酸菌が腸に合っていないのかもしれません。自分にぴったりの乳酸菌を見つけるためには、一種類のヨーグルトを五〜七日くらい続けて食べて、様子をみてみましょう。効果が感じられない場合は、違うヨーグルトに変えます。

腸に合うヨーグルトなら、数日続けてみると、お腹すっきりが実感できるはずです。

Answer

ヨーグルトを食べ比べて
自分にぴったりの乳酸菌を見つける

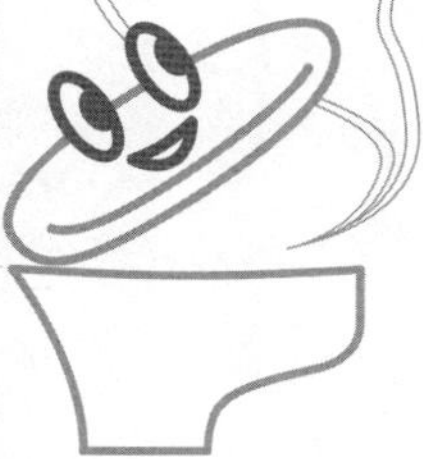

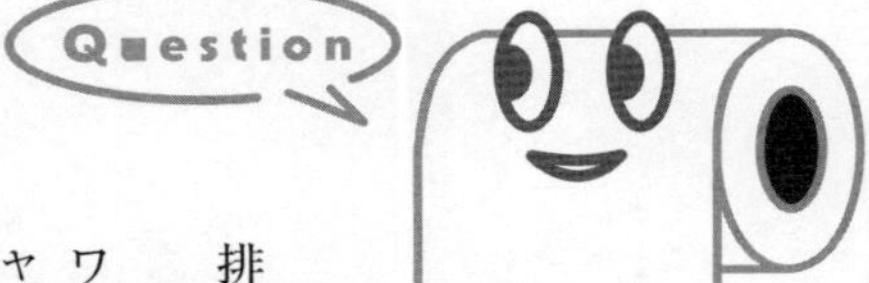


# シャワー付きトイレを使わないと出ません

シャワー付きトイレで肛門を刺激しないと出ないのは、直腸や肛門の排便センサーが鈍くなっている証拠です。

どうしても出ない時には、放っておいて便秘がひどくなるより、シャワー付きトイレの力を借りてでも出したほうがよいのですが、いつもシャワー付きトイレに頼っているのも問題です。旅行先など、シャワー付きトイレのない環境では便秘が悪化してしまいます。

最初はシャワー付きトイレを併用しても、本書で紹介した対策を実行し、徐々に腸内環境や自律神経のバランスを整えて、自然と出せる腸を手に入れるようにしましょう。

もちろん、排便後にシャワー付きトイレを使って清潔に保つことは、痔などの病気の予防にもつながります。

## Answer

腸を鍛えて徐々に
シャワー付きトイレ離れを！

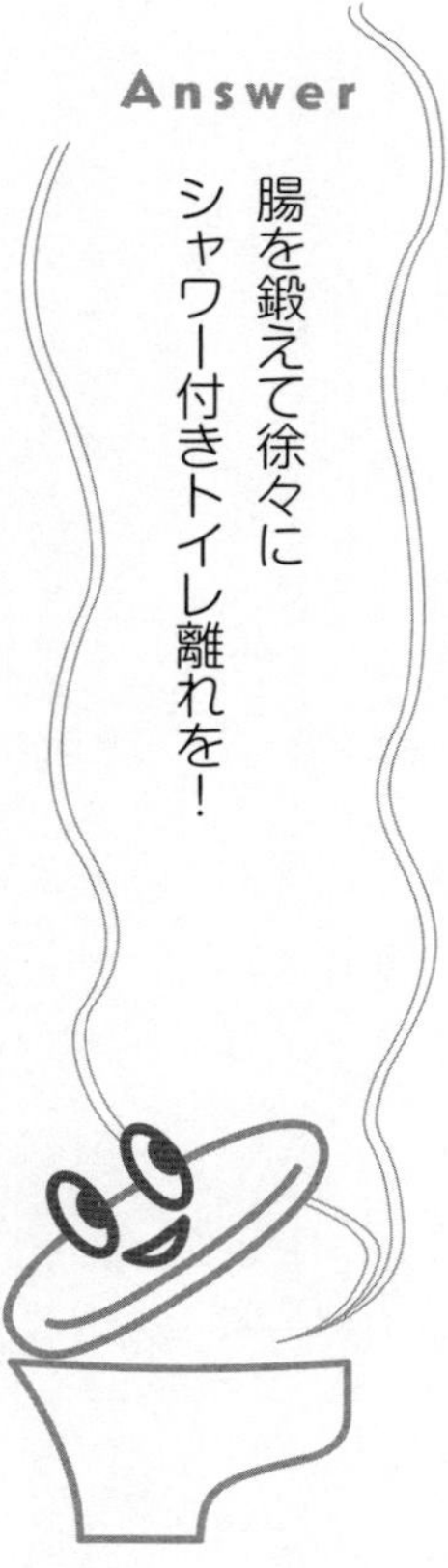

# 第三章 女性だから気になる便秘のあれこれ

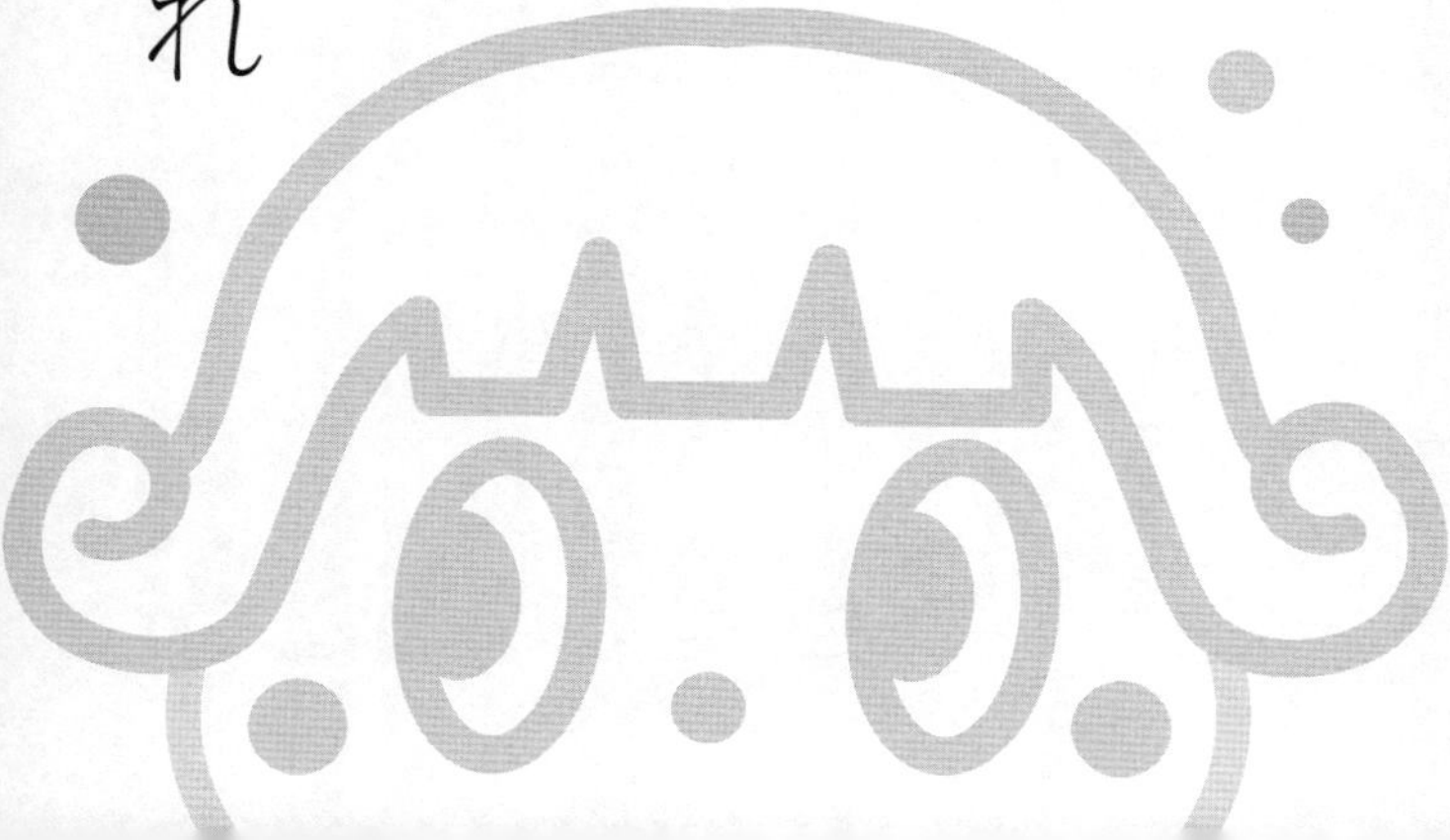

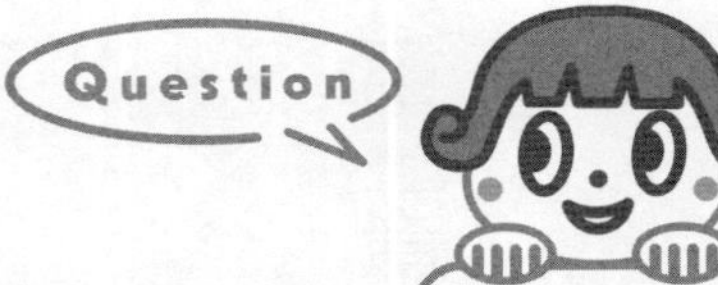


# ダイエットを始めたら便秘になってしまいました

ダイエットで便秘になる、という人はとても多いのです。これはダイエットによって、食べる量を極端に減らしてしまうことによるものがほとんど。

やはり、ある程度の量を食べないと、便の量が減ってしまい、便秘になりやすくなります。

ダイエットすることで便秘になり、かえって太ってしまうというのでは、事態は悪化するばかりです。

食物繊維を多く含み、カロリーが少ない食品、腸内環境を整える働きの高い発酵食品などを上手に組み合わせて、一日三食、バランスよく食べることが大切です。

Answer

便秘が改善できれば、ダイエットもほぼ成功したといえるでしょう。

食べないダイエットでは
結局、やせられません

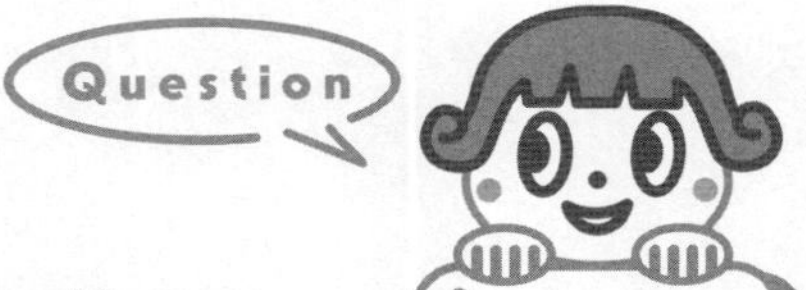


# 便秘が治るとやせるって本当ですか

本当です。

健全な排便リズムで腸内環境が整うと、体重が自然と三～五キロ減っていくのは事実です。便秘外来を訪れる患者さんの多くは、特別な食事制限をしなくても、便秘が治ることでやせています。

便秘とは、腸に長くとどまっている便が腐敗し、腸内環境が悪化した状態です。腸内環境が悪い状態だと栄養の吸収が悪くなり、全身の細胞のひとつひとつに良質の血液が行き渡らなくなります。すると、吸収されない栄養が蓄積され、皮下脂肪、内臓脂肪となるのです。

つまり、「便秘→腸内環境の悪化→太る」という、負のスパイラルに陥ってしまうわけです。

腸が栄養を吸収しにくい状態のほうが、かえってやせるのでは、と思う人もいるかもしれませんが、それは大きな間違いです。

腸が栄養を吸収しなければ細胞が効率的に働くことができないため、体内でのエネルギー活動＝代謝機能も低下してしまいます。すると、どんどん太ってしまうのです。この悪循環から脱け出すことで、食べても太らない体が手に入るのです。

Answer

腸内環境を整えることで
食べても太らない体に

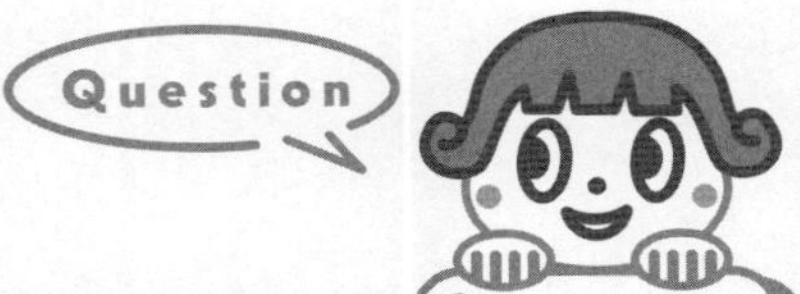


# ずっと治らない肌あれは、便秘と関係がありますか

関係は、おおいにあります。腸の中には、腸内環境を整えてくれる善玉菌と、悪影響を与える悪玉菌、そして強いほうに加勢する日和見菌があり、その割合は２：１：７といわれています。

悪玉菌が増えて腸内環境が悪くなり、便秘になって食べもののカスが溜まると、毒素が血液を通じて、全身にまわってしまうことになります。つまり、質の悪い、ドロドロの血液が全身にまわってしまうのです。その結果、太るだけでなく、ニキビや吹き出物、顔色の悪さ、カサつきなどの肌あれが生じます。さらに、冷え症や肩こり、むくみといった症状も出てきます。

また、腸の状態が悪くなると、副交感神経の働きが下がり、血管が収縮して末梢まで血液が流れにくくなってしまいます。これも肌あれの一因となります。

逆にいえば、腸内環境を良好に保つことで美肌が作れるのです。シワ、たるみ、くすみなどの肌のトラブルを回避する究極のアンチエイジングになります。

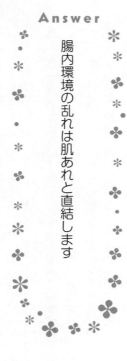

**Answer**

**腸内環境の乱れは肌あれと直結します**

# 更年期を迎えてから便秘しやすくなった気がします

病気というほどではないけれど、めまいや頭痛、動悸《どうき》、耳鳴りや吐き気といった不定愁訴に悩まされ、病院で検査を受けたけれど、はっきりと病名が特定できないときに「自律神経失調症」と診断されることがあります。この自律神経失調症と同じような症状が起こるのが「更年期障害」です。

更年期障害は閉経前後の女性だけでなく、最近では三十代後半から症状を感じる人、または男性ホルモンの減少によって、更年期障害が起こる男性も増えています。

女性の場合、一般的には、エストロゲンなどの女性ホルモンの減少が更年期障害の原因といわれますが、実は、近年、エストロゲンの減少だけでなく、自律神経のバランスの乱れも関係していることがわかってきました。

更年期の女性は、自律神経のバランスが乱れることで、腸のぜん動運動が弱まるため、便秘にもなりやすいのです。

また、生理前や生理中に便秘になりやすいという女性も多いのですが、やはり自律神経のバランスの乱れが関係しているのです。

更年期や生理中などは、いつも以上にゆったりとリラックスして過ごすように心がけることで症状は改善してきます。

Answer

自律神経のバランスが乱れがちな更年期は便秘が起こりやすい

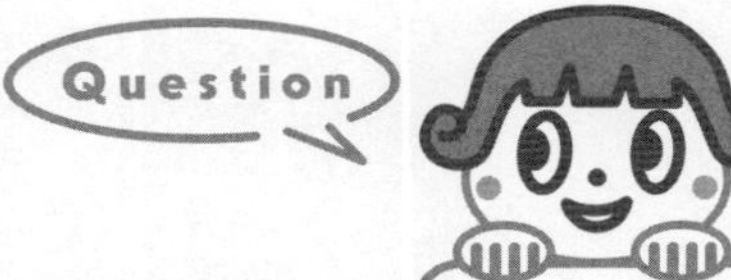


# ランチは手作り弁当派ですが、気をつけることはありますか

外食と違って野菜の量や味や全体のバランスなどを加減しやすいのが手作り弁当です。安心だし、腸のためにもとてもいいと思います。ひとつだけ心がけてほしいのが、食べるときに、温かいスープや味噌汁などを組み合わせること。

なぜなら手作り弁当は、食べるときには冷めています。食中毒などが心配で、食べるまで冷蔵庫に保管している場合もあるでしょう。温かいものを食べることで、心がほっこりして副交感神経が働くようになるので、スープや味噌汁との組み合わせが大切なのです。

基本的に熱すぎるもの、冷たすぎるものを食べると、交感神経の活動が高まりますので、夏でも冷たいものは控えたほうがよいのです。また、冷たいものを食べすぎると胃腸が冷えるため、副交感神経が働きづらくなってしまいます。

もうひとつ大切なのが、ゆっくりと、よく噛んで食べるということ。唾液を分泌するというのも副交感神経の役割ですが、よく噛むということがそのスイッチとなるのです。唾液が増えると消化がよくなり、胃腸の負担を減らすことができるという点でも、便秘解消に役立ちます。また、早食いすると血糖値が急激に上がり交感神経の活動レベルを上昇させます。すると、その反動で食後に副交感神経優位の状態に急転換して、昼食後、眠くなって、仕事の能率も落ちてしまいます。

さらに、食事は楽しみながら食べると、太りにくいといわれています。これも副交感神経が働き、消化・吸収がうまくできるからだと考えられます。お弁当ランチも、できれば誰かと楽しく会話しながら、ひとりのときでもリラックスできる雰囲気でゆっくり食べるようにします。食後すぐに活動すると交感神経の活動が高まってしまい、消化・吸収がスムーズにいかなくなるので、食後は少しのんびりするように心がけてください。

## Answer

手作り弁当は
温かい飲み物といっしょに食べよう

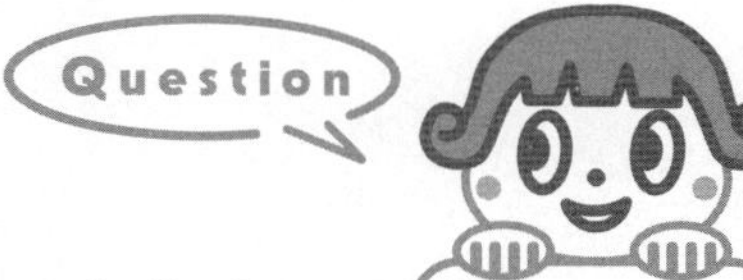


## 断食は体に悪いですか

　腸の中を掃除する腸デトックスのための断食。いったん腸を空っぽにすることで、悪玉菌でいっぱいになってしまった腸をリセットするという意味での断食は、一回であれば、それほど否定すべきものではありません。しかし、何回も繰り返して行うのはむしろ逆効果です。

　腸というのは、毎日きちんと動き続けて自らの力で栄養素を吸収し、毒素を排出する臓器です。それを断食で無理矢理空っぽにするのは、腸本来の力を低下させることになりかねないからです。

　また、ダイエットのために断食するというのも、腸のためには望ましくありません。腸の状態をますます悪くするばかりか、自律神経も乱れ、血液もドロドロになります。断食で一時的にやせたとしても、すぐにリバウンドしてしまいます。

どうしてもいったん腸をリセットしたいという人には、自律神経を乱さずに自宅でできるふたつの断食法をご紹介します。

①まる一日＝二十四時間、水だけを飲む方法です。固形の食べものはもちろん、お茶やコーヒーも摂りません。

②三日間かけてゆっくりリセットする方法です。朝はバナナとヨーグルトと水。昼はサラダ。夜はかつお節を少量かけたおかゆ。これを三日間続けます。
バナナとヨーグルトはいくら食べてもかまいません。夜、おかゆが難しいようでしたらサラダにしてもけっこうです。

これらの方法で、腸はリセットされます。

## Answer

簡単なふたつの断食法で
腸をリセットできます

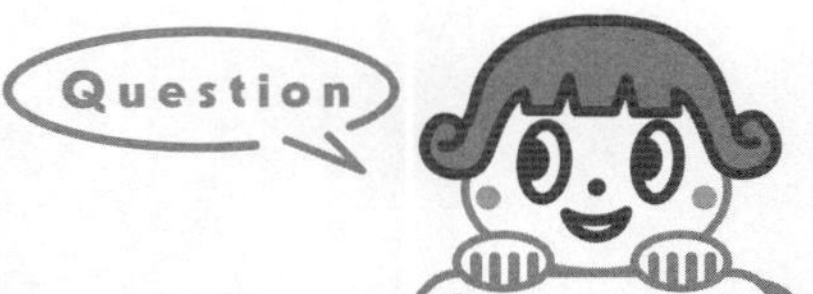


# 美腸のための香りや音楽ってありますか

心が安らぐような癒しの時間を持つことは、副交感神経の働きを高めるために役立ちます。香りや音楽の力を利用して、充実した癒しの時間を演出するのもいいと思います。

ローズやラベンダーの香りをかぐとアルファ波という脳波が出て、リラックスできるというデータもありますが、何の香りがいいというのではなく、好みの香りに包まれることが大切なのです。

直接身につけるフレグランスでもいいですし、ルームディフューザーやアロマキャンドル、アロマオイルなどを利用して、香りを身近に置いて楽しんでみましょう。

また、日中、大事な仕事の前など交感神経機能をアップしたいときは、柑橘系《かんきつけい》の香りがよいという話もあります。いろいろと試してみてはいかがでしょうか。

音楽に関しても、リラックス効果を得るために役立ちますが、あまりに好きな音楽だと交感神経の活動を高めてしまうことがあるので気をつけてください。リラックス系のヒーリング音楽などはおすすめです。意外なことですがロックもおすすめです。一定のビートを刻んでいるので、副交感神経機能のアップに役立ちます。

Answer

好きな香りや音楽で
楽しみながらリラックス

# 第四章　効くレシピ

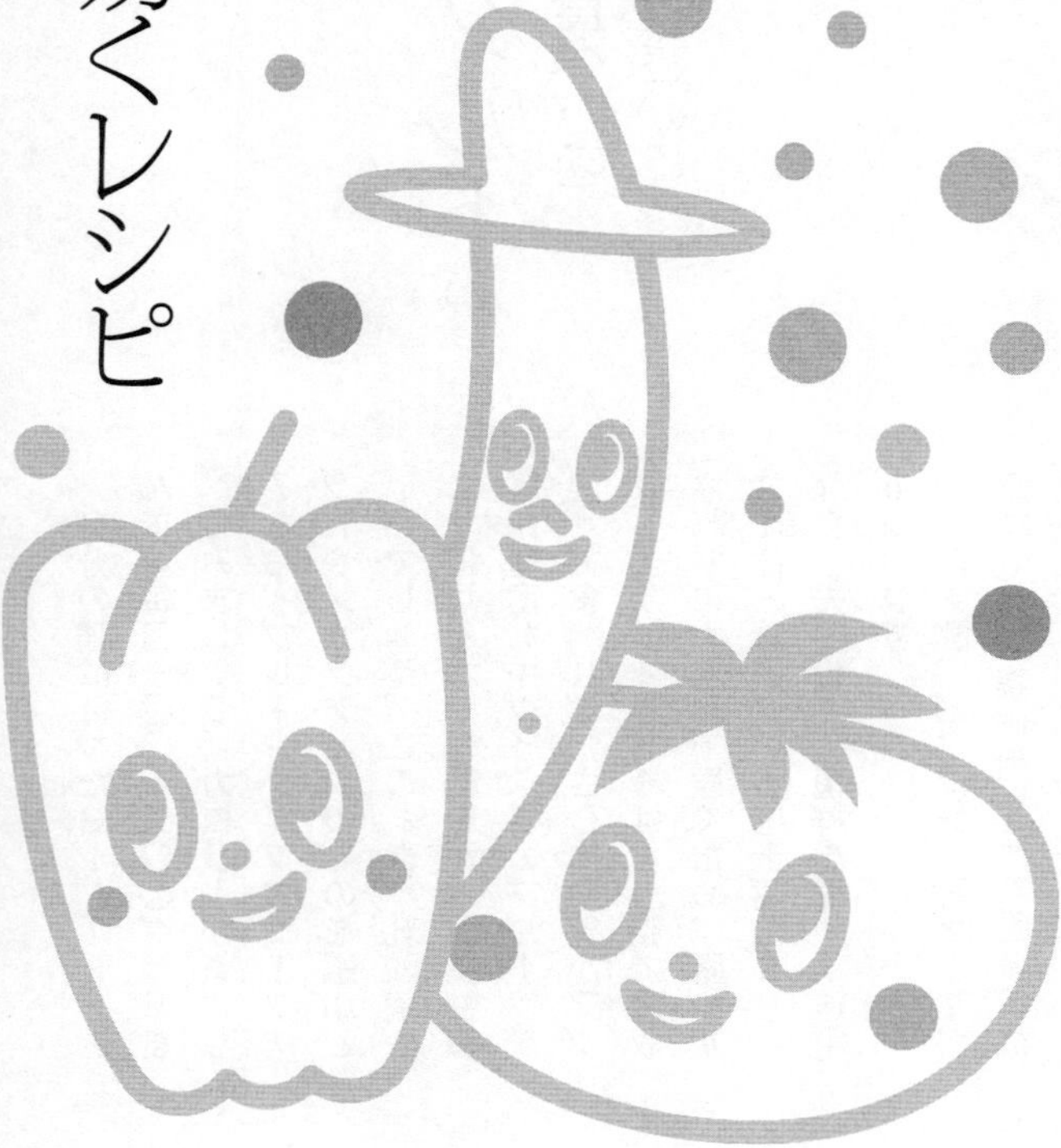

# ヨーグルトの効果的な食べ方を教えてください

自分の腸に合ったヨーグルトを選んで、毎日一〇〇～二〇〇グラム食べてみましょう。カロリーが気になるなら、プレーンタイプでローファットやノンファットのものを選ぶといいでしょう。このとき、乳酸菌のエサになるオリゴ糖をかけ、食物繊維が豊富なキウイなどのフルーツを混ぜて食べれば、さらに効果がアップします。オリゴ糖は、小腸で吸収されずに大腸まで届くため、腸にすでに住み着いている善玉菌のエサになり、先住の乳酸菌群を増やす作用があります。

アミノ酸、ビタミン、ミネラルが豊富で、整腸作用や疲労回復、抗

菌・消毒作用のあるハチミツでもいいでしょう。

　フルーツはビタミンやミネラルも豊富です。フルーツを混ぜ、朝ごはんとして、あるいはちょっとお腹が空いたときのおやつに、夕食後のデザートにと、ヨーグルトをどんどん取り入れましょう。

　ここで、ヨーグルトを使った、おいしくて、腸がすっきりきれいになるオリジナルドリンクをご紹介します。

RECIPE

# 美腸ヨーグルトドリンク

**便活食材**

・プレーンヨーグルト　一〇〇g
・ミネラルウォーターか豆乳　二〇㎖
・一〇〇%濃縮フルーツジュース
（アップルかオレンジ）　八〇㎖
・オリゴ糖かハチミツ　大さじ一杯
（お好みでレモン汁も）

**作り方**

❶これらをすべてシェーカーに入れ、完全に混ぜ合わせるだけ。

※各材料は好みで量を調整して、自分だけの美腸オリジナルドリンクを作ってもいいでしょう。ヨーグルトと水分は１：１の割合にするのがおいしく作るポイントです。

毎日一〇〇～二〇〇グラムを
オリゴ糖かハチミツ、フルーツといっしょに食べよう

# 乳酸菌と食物繊維をたっぷりと補給する飲み物を教えてください

ヨーグルトの乳酸菌や、フルーツや野菜、大豆の食物繊維をたっぷりと使ったドリンクには、腸内の善玉菌を増やし、お腹の調子を整える効果があります。ミキサーで攪拌《かくはん》するだけなので、忙しい朝にも簡単にできます。甘みをプラスしたいときには、ハチミツやオリゴ糖を使うようにしましょう。ローカロリーなので、ダイエット中にも最適です。

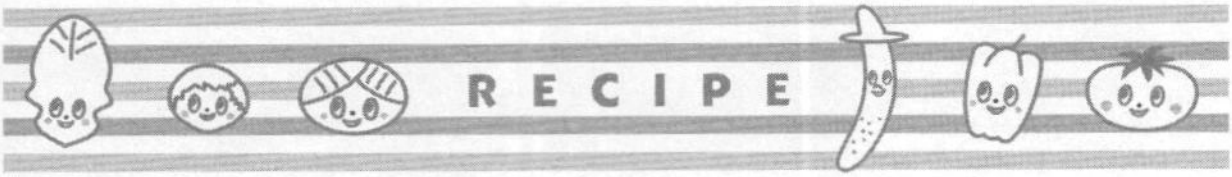


# バナナシナモンヨーグルト

**便活食材**

・バナナ　・シナモン
・プレーンヨーグルト

食物繊維やオリゴ糖を含むバナナに、乳酸菌たっぷりのヨーグルトを加えたヨーグルトドリンク。アクセントに加えたシナモンには体を温める働きがあるといわれています。お腹の調子を整える効果の高いドリンクです。

**作り方**

❶バナナ一本の皮をむき、二㎝幅の輪切りにします。
❷ミキサーに輪切りにしたバナナ、プレーンヨーグルト一〇〇g、シナモン少々、水五〇㎖を入れて約二十秒間攪拌します。

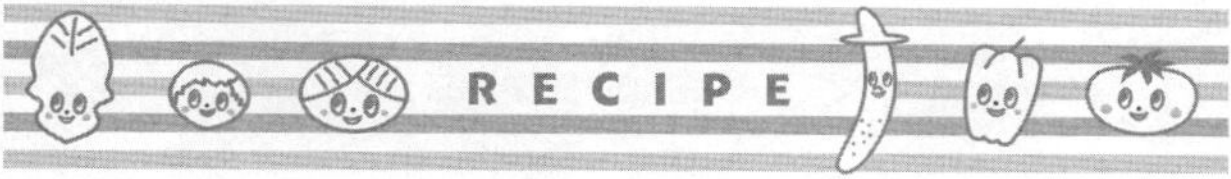


# ネバネバ野菜とりんごのジュース

**便活食材**

・長芋　・りんご　・レモン
・オクラ　・ハチミツ　・キャベツ

長芋やオクラのネバネバには水溶性食物繊維がたっぷりと含まれています。水溶性食物繊維には、水を含むとゲル状になり、便の水分を増やしてやわらかくするという作用があります。肥満や糖尿病の予防にもおすすめです。腹持ちがいいのもうれしいですね。

**作り方**

❶長芋三〜四㎝分の皮をむき、オクラ四本はへたを取ります。りんご一個はよく洗って芯を取り除きます。キャベツ一枚は細かく刻みます。

❷以上すべての材料をミキサーに入れ、レモン汁二分の一個分、ハチミツ大さじ一杯、水二五〇㎖を加え約二十秒間撹拌します。

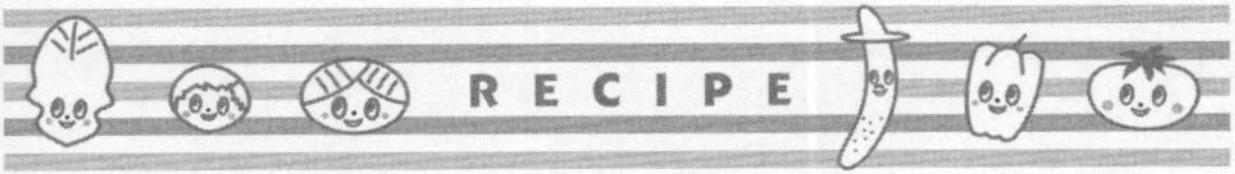


# オレンジきな粉豆乳ドリンク

**便活食材**

・オレンジ
・きな粉　・豆乳

大豆には血圧の安定やコレステロール値の低下など、生活習慣病予防や、アンチエイジング効果があります。豆乳には食物繊維が少ないので、大豆を皮ごとすりつぶしたきな粉を加えて、食物繊維も補います。やさしい味わいのドリンクです。

**作り方**

❶オレンジ一個の皮をむいて薄皮ごと細かく切ります。
❷ミキサーにオレンジ、きな粉大さじ一杯、無調整豆乳一〇〇㎖を入れ、十〜十五秒間ほど攪拌します。
❸グラスに注ぎ、小さく切ったオレンジを飾ります。

# りんごを使ったメニューを教えてください

昔から一日一個のりんごで医者要らずともいわれる、食物繊維やビタミン、ミネラルの豊富なりんご。りんごにはペクチンという水溶性の食物繊維が多く、便秘解消にぴったりのフルーツです。そのまま生でもいいし、煮たり、焼いたり、ジュースにしたりと、いろいろと応用できるフルーツです。

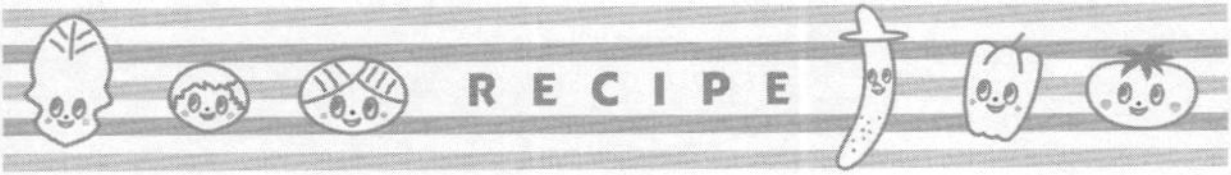


# りんごヨーグルトジュース

**便活食材**

・りんご　・プレーンヨーグルト
・キウイ　・キャベツ

りんごだけでなく、キウイも加えた、水溶性食物繊維たっぷりのドリンクです。りんごとキウイだけの甘さなのでさっぱりとしているのが特徴です。甘いのが好みの人は、ハチミツやオリゴ糖を加えてもかまいません。

**作り方**

❶りんご一個、キウイ一個の皮をむき、芯を取り除いてひと口大に切ります。
❷キャベツ二枚はざく切りにします。
❸ミキサーにカットしたりんご、キウイ、キャベツを入れ、プレーンヨーグルト一〇〇g、水一〇〇㎖を入れ、約二十秒間攪拌します。

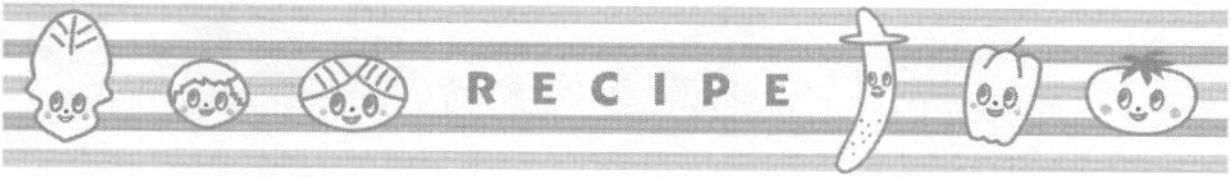


# オリーブオイルの焼きりんご

**便活食材**

・りんご　・オリーブオイル
・ハチミツ

テレビで紹介して大好評だった特製焼きりんごです。お通じをよくする効果のある、オリーブオイルと、りんごの組み合わせです。普通の焼きりんごはバターを使いますが、バターのかわりにオリーブオイルを使います。

**作り方**

❶りんご一個は皮ごと半分に切り、中の芯をスプーンでくりぬきます。

❷その穴にハチミツを入れます。

❸オリーブオイル小さじ一杯をハチミツの上にかけます。

❹二枚重ねにしたアルミホイルでこのりんごを包み、オーブントースターで約二十分間加熱します。

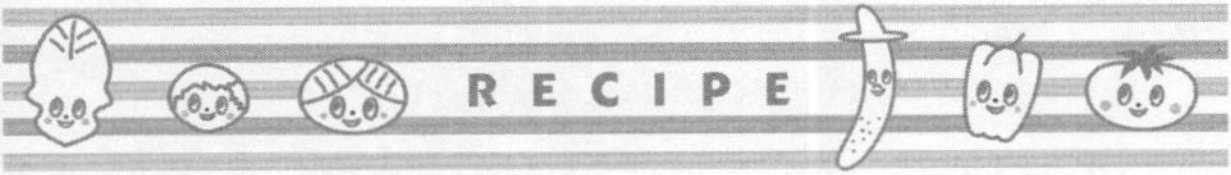


# りんごのハチミツ煮

**便活食材**

・りんご　・レモン
・ハチミツ

やわらかく煮たりんごは、いくらでも食べられるほどです。熱々で食べてもいいけれど、冷蔵庫で冷やして、ヨーグルトを添えてもいいです。朝ごはんに食べてもいいですし、素敵な器に盛りつければ、おやつや食後のデザートとしてもしゃれています。

**作り方**

❶りんご一個は、皮をむいて、六～八切れのくし形に切ります。
❷レモン二分の一個は薄い輪切りにします。
❸鍋にりんご、レモン、ハチミツ大さじ二杯を入れ、落とし蓋をして弱火にかけ、りんごに火が通って透きとおるくらいにまで、約十一分間ほど煮ます。

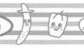

# 発酵食品を使ったごはんのおかずはありますか

ごはんのおかずで便秘を解消したいなら、活用したいのが発酵食品です。

日本の伝統食には、納豆や漬け物、味噌《みそ》など多くの発酵食品があります。そのまま食べるのもいいですが、食物繊維を豊富に含む食品と組み合わせたりと、ひと手間かけるのもおすすめです。

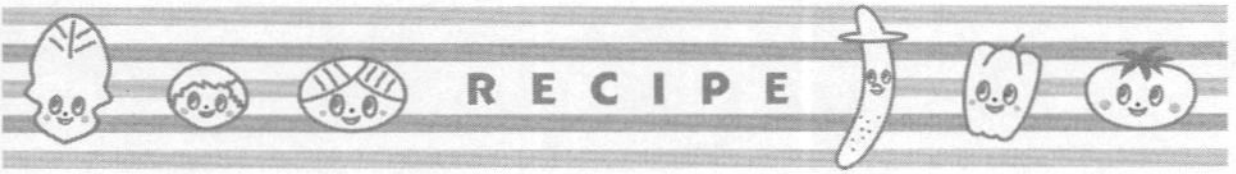


# スーパー納豆

**便活食材**

・納豆　・プロセスチーズ
・玉ねぎ　・小ねぎ

納豆菌によって大豆を発酵させた納豆は、納豆菌の働きと、大豆の食物繊維がたっぷりの便秘解消に欠かせない食材です。ごはん派の朝ごはんのおかずにしたり、夜のお酒のおつまみにしたり、毎日取り入れたい食品です。チーズをプラスして、より美しい腸を作る一品にしてみました。

**作り方**

❶玉ねぎ四分の一個はみじん切りにして、小ねぎ二〜三本は小口切りに、プロセスチーズ六〇gはさいころ大に切ります。
❷納豆一パック、チーズ、玉ねぎ、小ねぎ、ポン酢しょうゆ少々をよく混ぜ合わせます。
❸ゆでて小口切りにしたオクラ一本分をプラスしてもいいです。

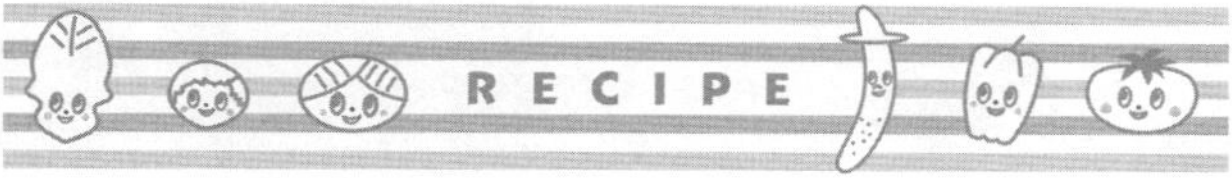


# 味噌汁

**便活食材**
・味噌
・野菜

　味噌にはメラノイジンという食物繊維に似た働きをする成分が含まれています。このメラノイジンが腸内の善玉菌を増やして腸内環境を整えます。一日一回は、味噌汁を摂りたいものです。味噌汁の具は、数種類の野菜を入れるようにすれば、まさに健康ドリンクになります。

**作り方**

❶鍋に出し汁を入れます。
❷好みの野菜をひと口大に切り、鍋に入れて火を通します。
❸豆腐や油揚げ、麩《ふ》など好みの具を加え、煮えたら味噌を溶き入れて、できあがりです。

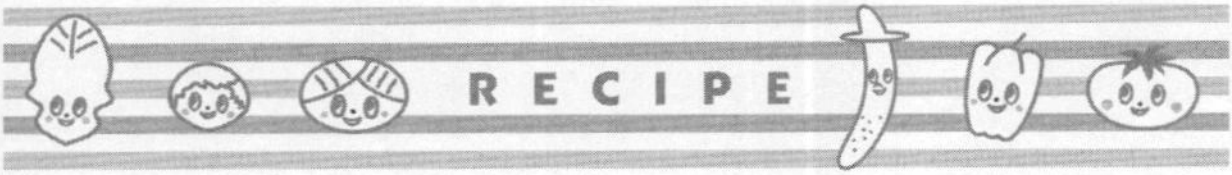


# 漬け物の盛り合わせ

**便活食材・漬け物**

ぬか漬けやたくあん漬けなどの漬け物は、日本人の知恵が生んだ発酵食品のひとつです。ぬか漬けはもちろん、たくあん漬けやはやりの塩麹《しおこうじ》漬《づ》けは、どれも今話題の植物性乳酸菌を豊富に含んでいます。日本人の腸に合うといわれているので、積極的に摂りましょう。

また、キムチは韓国の伝統的な漬け物です。そのまま食べてもいいですし、野菜炒めやスープに入れたりと、さまざまな料理にも活用できて便利です。

# 第五章

# 食事のときのポイント

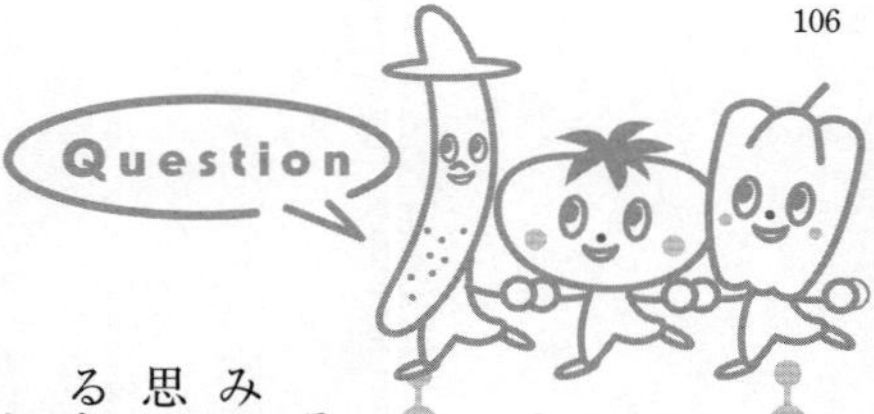


## ごぼうやさつまいもをたくさん食べています

それはいいですね。便秘解消といえば「これ」というくらい、おなじみの栄養素が食物繊維。食物繊維の豊富な食べものとして、誰でもすぐ思い浮かぶのがごぼうやさつまいもです。これらの食物をたくさん食べると、スムーズな排泄につながるといわれています。

ただ、意外と知られていないのですが、食物繊維には、水に溶けない不溶性食物繊維と、水に溶ける水溶性食物繊維とがあります。

便の嵩を増やして、腸のぜん動運動を促すのが不溶性食物繊維です。代表的なのが、野菜や穀物、豆類に含まれるセルロースや、ヘミセルロース、リグニン、イヌリンなど。

一方、水溶性食物繊維は水を含むとゲル状になり、便をやわらかくするという働きがあります。こちらはりんごなどのフルーツや野菜に含まれるペクチン、こんにゃくのマンナン、海藻類のフコイダンなどです。

不溶性2：水溶性1が理想のバランスといわれています。

ほとんどの食材には、不溶性と水溶性、二種類の食物繊維が含まれていますが、そのバランスは、さつまいもの場合は不溶性3：水溶性1、レタスは不溶性10：水溶性1というように、食材により大きく異なります。

食品には、不溶性食物繊維のほうが多く含まれているので、ちょっと意識すれば自然と摂取できますが、水溶性食物繊維は充分に摂れないことが多いのです。ですから、さつまいもやごぼうだけでなく、りんごやこんにゃく、昆布やワカメなどを普段から意識して食べるようにしたいですね。

## Answer

水溶性食物繊維を意識して
たくさん摂るのがベスト

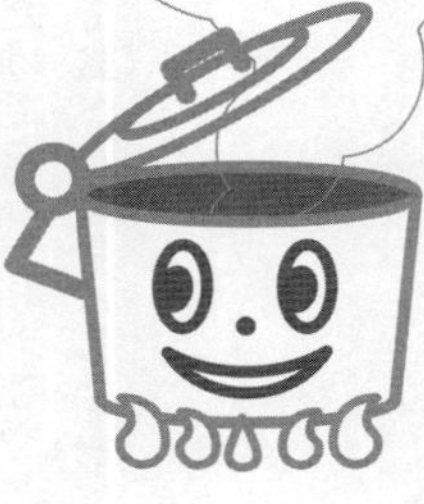

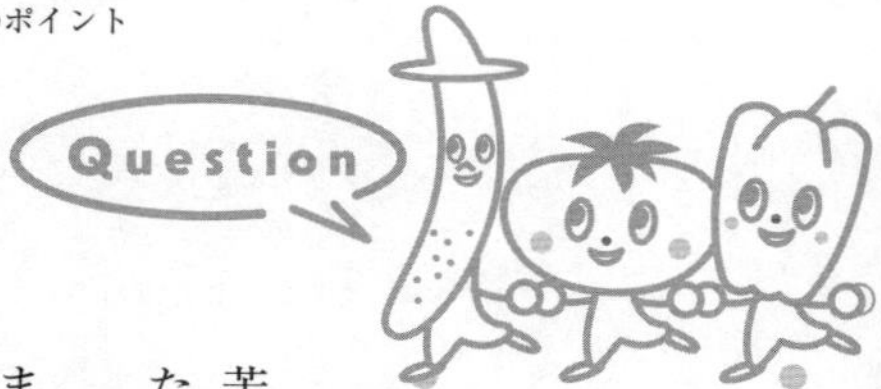


## 食物繊維を食べすぎると便秘が悪化するそうですが本当ですか

便秘がちな人が大量の食物繊維を摂ると、ガスが溜まってお腹が張り、苦しくなったりすることがあります。これは不溶性食物繊維を多く摂った場合に起こりやすいのです。

不溶性食物繊維で、便の嵩を増やし、ぜん動運動を起こしても、それまで溜まっていた便は必要以上に水分が吸収されて硬くなってしまうので、より出にくく溜まってしまいます。そのため腸が膨らんで、お腹が張ってしまうのです。

ですから便秘の人は、水溶性食物繊維を多めに摂取して、便の水分を増やしてやわらかくすることが、便秘解消の早道です。

## Answer

便秘のときこそりんご、
海藻などの水溶性食物繊維を摂って
便をやわらかくする工夫を

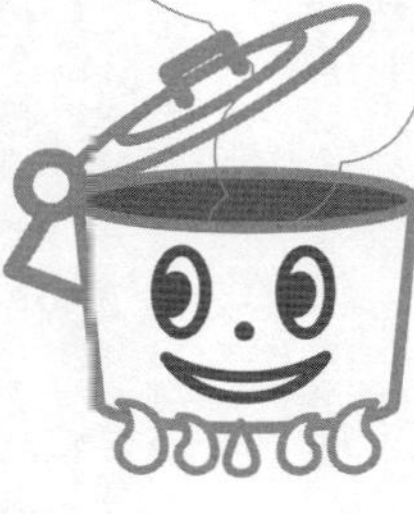

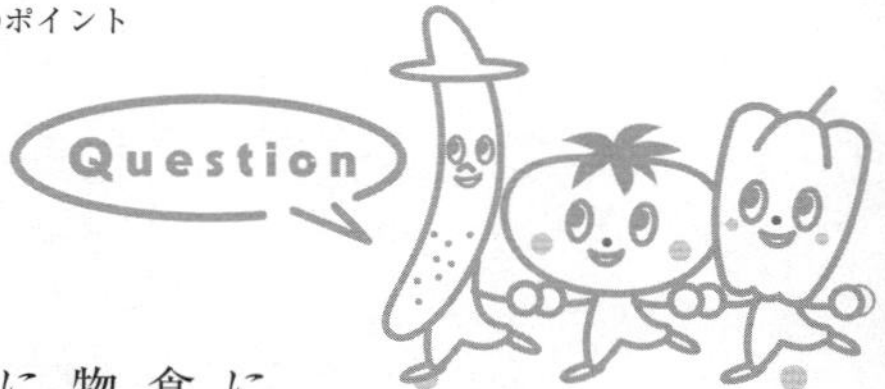


## ヨーグルト以外の発酵食品を教えてください

初診の患者さんには、まず出身地を聞きますが、便秘外来を訪れる人に東北地方の方は少ないようです。なぜかというと、漬け物をたくさん食べる習慣のある地方の人は、便秘になりにくいのです。漬け物は、食物繊維豊富な野菜を発酵させた食品です。腸内の善玉菌を増やすと同時に、食物繊維が腸のぜん動運動を促す働きがあるのです。ヨーグルトに限らず、発酵食品には、善玉菌を増やして腸内環境を整える働きが認められています。

ヨーグルトが苦手な人や合わない人は、漬け物、味噌、納豆、キムチ、塩麹などを毎日の食事に取り入れてみましょう。野菜たっぷりの味噌汁や、ジピコリン酸という物質が悪玉菌をやっつける働きのある納豆はおすすめです。毎日継続して食べるようにしてください。ただし、これらの食品は、塩分が多くなりがちなので、その点は注意が必要です。また、発酵食品でもチーズはカロリーが高いのでダイエットを意識するなら食べすぎには注意しましょう。

**Answer**

漬け物、納豆、味噌など
和の発酵食品も効果あり！

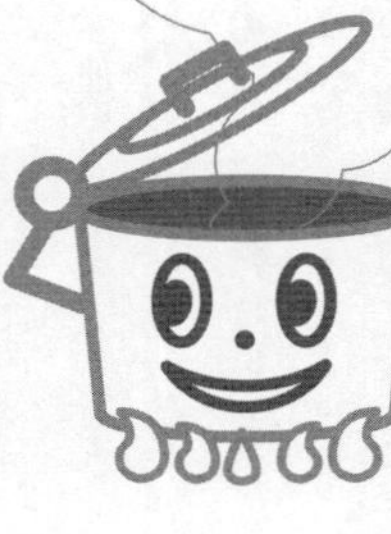

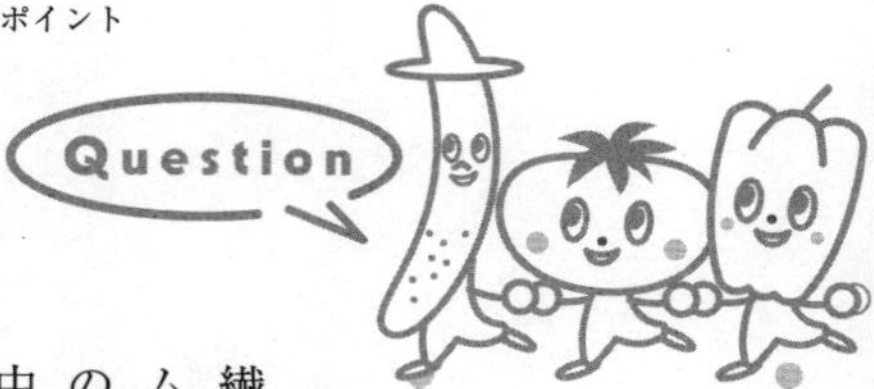


## 白米より玄米のほうがいいですか

便秘解消に効く栄養素といえば、食物繊維です。精製した白米の食物繊維は一〇〇グラム中〇・五グラムであるのに対して、玄米一〇〇グラム中には三グラムの食物繊維が含まれます。この場合の食物繊維は、便の嵩を増やし、ぜん動運動を促進する、不溶性食物繊維のセルロースが中心です。また、玄米には、多くのミネラル、ビタミンも含まれます。腸内環境を整えるためにも、白米よりも玄米や雑穀米を選ぶとよいですね。

ご飯だけでなく、パンも、白いパンよりライ麦パンや、全粒粉のパンのほうが食物繊維を豊富に含んでいます。主食を選ぶときは、〝白いものより黒いもの〟と覚えておきましょう。

Answer

## 食物繊維が豊富な玄米や雑穀米、そして全粒粉のパンで便秘改善

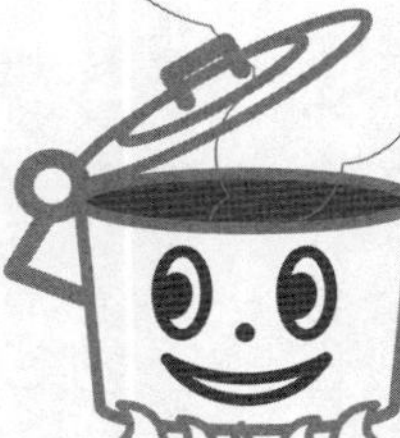

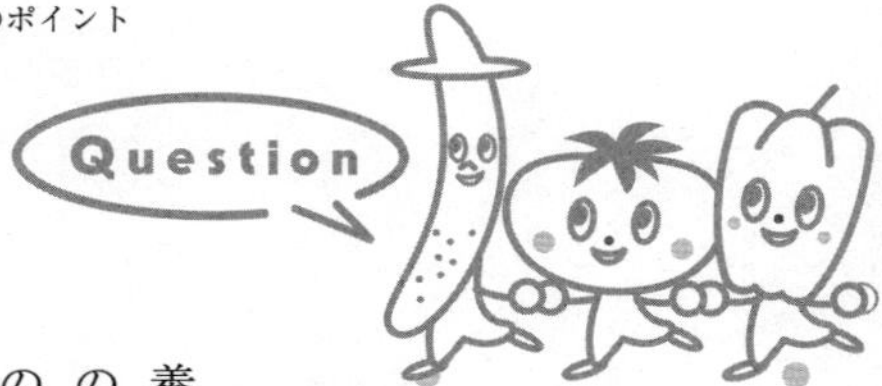


# 食事は一日一回、お腹が空いたら食べればいいというのは本当ですか

体にとってベストなのは、朝昼晩、一日三回の食事です。

食事をする目的は栄養を摂るためですが、三回摂らなければ充分な栄養が摂れないからではありません。むしろ、現代人の多くは運動不足なので、一日三回しっかり食事を摂ったら栄養の摂りすぎで太ってしまうのです。

一日三回の食事をおすすめする理由は、「食事＝腸への刺激」になるからです。一日一回の食事では、一日一回しか腸への刺激が与えられないということで、これでは腸の動きが悪くなってしまいます。たとえダイエット中でも、食事の回数ではなく、量をコントロールして一日三回の食事を摂るほうが早く効果があらわれるはずです。固形物でなくてもかまいません、水やお茶など何か飲むだけでもいいのです。胃にある程度の水分が入ることで、腸に刺激が加わり動き出します。

しかしながら、余裕のあるときはもちろん、水分だけよりは、何か食べたほうがよいでしょう。なぜなら食事をすると体温が上がり、嚙むことで脳が刺激され、また、心を落ち着かせる効果があるからです。

ただし、食べすぎには気をつけて、一日三食を習慣づけましょう。

さて、三回の食事のなかでいちばん重要なのはどれでしょうか。

必ず食べてほしいのは、やはり朝食です。朝食を食べることで活動レベルが下がり始めた副交感神経に働きかけ、午前中の活動をサポートします。量をたくさん食べたほうがいいという意味ではありませんが、ある程度の量は必要です。

食べすぎると、消化・吸収にたくさんの血液が使われるため、脳に行く血液が減ってしまい仕事の質が下がってしまう心配もあります。

Answer
一日三回の食事がベスト
ただし食べすぎには気をつけて

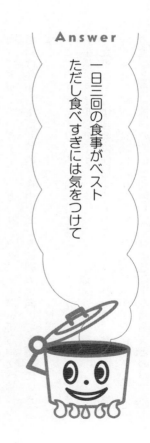

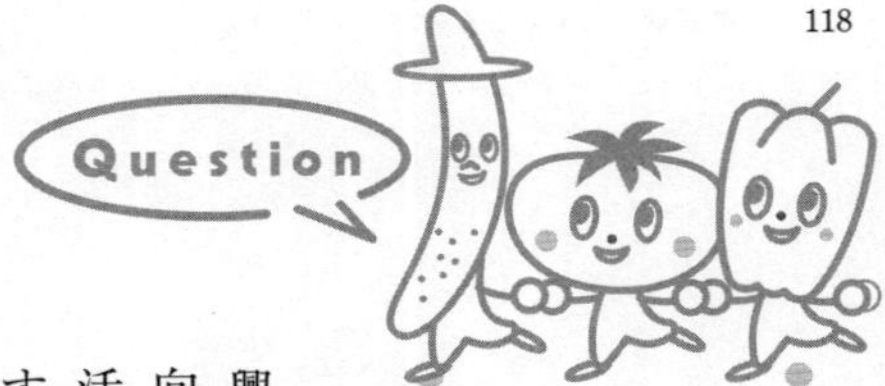


# 仕事の関係で食事時間が不規則になってしまいます

交感神経と副交感神経は、一日のなかでリズムを持って働いています。興奮モードの交感神経の活動は朝から上がり始め、昼をピークに夕方に向けて下がっていきます。一方、リラックスモードを司る副交感神経の活動は昼から上がり始め、夜中をピークに朝方に向けて下がっていきます。

この自律神経のリズムに合わせて生活することが、体にとって好ましい生活スタイルなのです。

食事は、自律神経に作用する大切なアクションです。食事中は交感神経が活発に働き、食後は消化のために副交感神経が活発に働きます。この食事と自律神経の関係を利用して、日中は仕事や勉強などのパフォーマンスを上げ、夜は質の高い睡眠に導くようにします。

朝食は交感神経が働き始める午前六〜七時くらいに摂ることで午前中の活動を活発にし、昼食は交感神経の働きが上がりきった十二時ごろに摂ることで午後も集中力を持続させ、夕食は副交感神経が働き始める午後七〜八時くらいに消化のピークがくるように摂るのが本来の食事パターンなのです。

このように自律神経のバランスのアップダウンに行動を合わせれば、相乗効果でいつも以上の力を発揮でき、パフォーマンスを上げることができるのです。

ですから、食事はこの自律神経のバランスに合わせて、毎日規則正しく摂ることが理想。とはいえ、忙しい現代人にとってはなかなか難しい面もあります。そんなときは、その時間になったら飲み物を飲む、おやつを少しだけ食べるなどの工夫をしてください。

また、寝る直前の食事は、自律神経のバランスを崩します。食後すぐに寝てしまうと、交感神経優位のまま眠ることになるため、副交感神経によって行われる腸での消化・吸収が不充分になり、便秘しやすくなってしまうのです。副交感神経へと、しっかりシフトチェンジしてから眠ることが大切なので、夕食は就寝時間の三時間前までにすませるように心がけましょう。

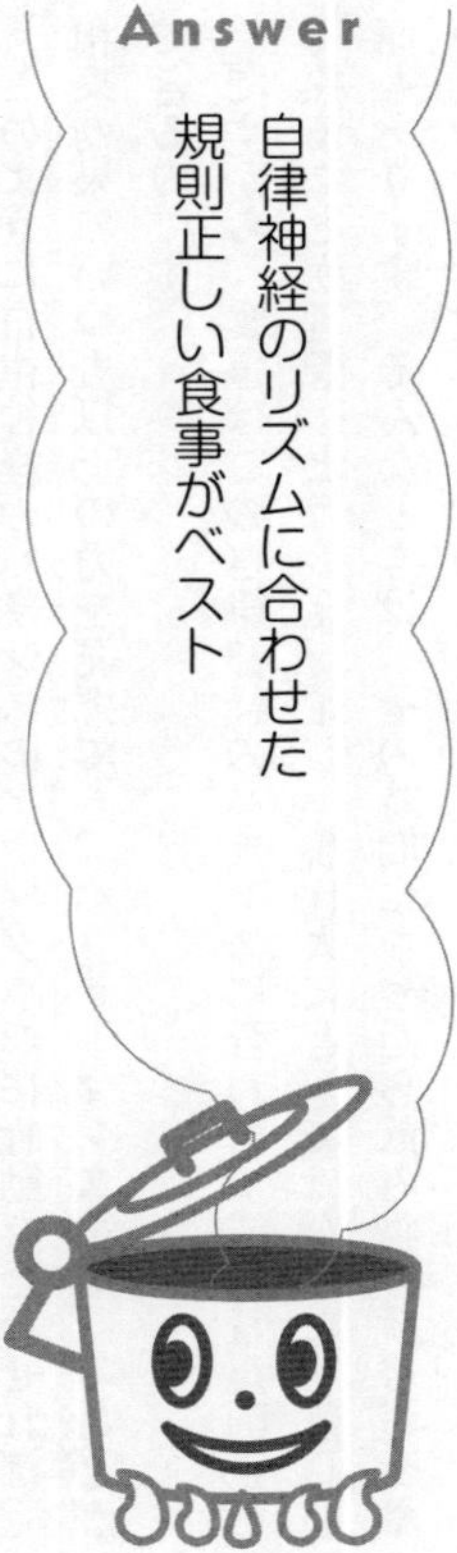
Answer
自律神経のリズムに合わせた
規則正しい食事がベスト

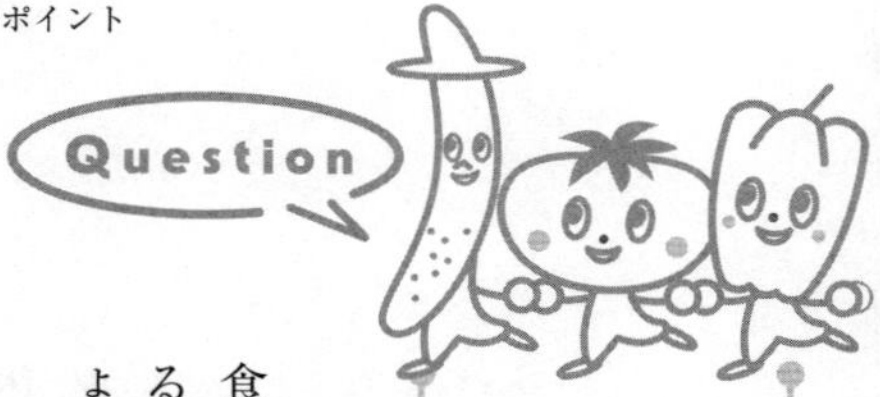


# 外食が多いのですが、注意することはありますか

外食が続くと、どうしても野菜が不足しがちになります。そして発酵食品も外食では摂りにくい食品です。野菜も発酵食品も腸内環境を整えるために重要な食品。意識してなるべくメニューに加えるようにしましょう。

ランチでは、ざるそば、親子丼、チャーハンなどという単品メニューを避けて、野菜のおかずが数品ついた定食をセレクトしましょう。発酵食品である、味噌汁と納豆をつければ、ほぼ完璧です。夕食やお酒を飲むときのおつまみには、水溶性食物繊維を意識して、こんにゃくやワカメ、昆布などの海藻類、サラダやおひたしなど、なるべくたくさんの食品を食べるようにしましょう。

飲酒に関してですが、適量ならストレス解消に役立ちますが、飲みすぎは自律神経のバランスを崩してしまいます。アルコールは一種の興奮剤のようなものなので、交感神経を優位にし、副交感神経を低下させます。

飲みすぎると、三時間後に分解されるアセトアルデヒドという毒素が、体内に残ることになるので、その間ずっと交感神経優位な状態が続いて、血管の収縮も長時間続きます。お酒を飲むときは、同量の水をいっしょに飲むようにするといいでしょう。

Answer

外食のときも食物繊維と
発酵食品をプラスするのを忘れずに

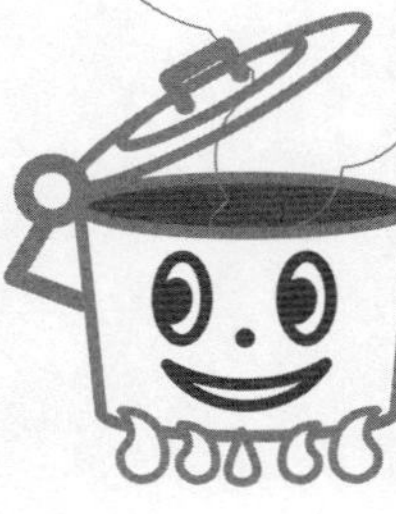

# 第六章

# 効く エクササイズ

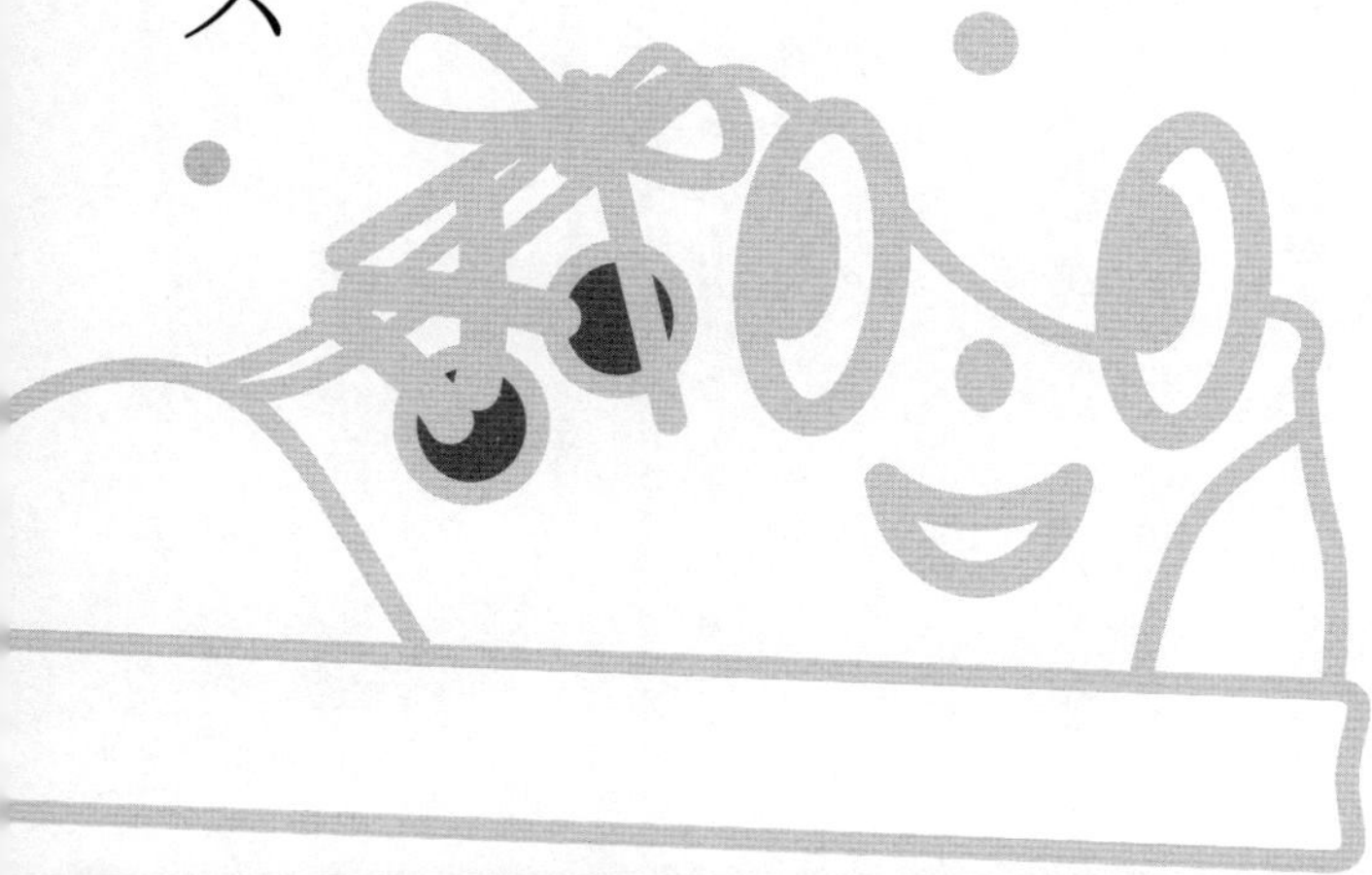

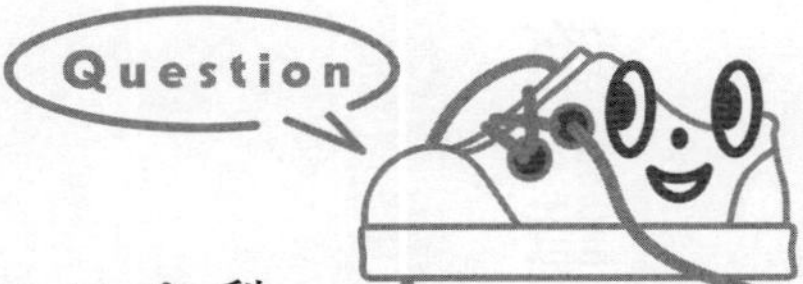


# 腸の動きをよくする歯磨き法とは

歯磨き法というよりも、朝の過ごし方の提案として、歯磨きタイムを利用することを提案しています。あわただしい朝のひとときに、あえてゆっくりと歯磨きをすることで、交感神経活動レベルの急激な上昇を防いで、副交感神経の働きを高めるのに役立ちます。

まず、鏡に向かってにっこりと笑います。そして、笑顔のまま、ゆっくりと歯磨きします。

歯磨きを続けたまま、息を〝吸う〟と〝吐く〟を1：2のペースで意識しながら（一二六ページ参照）、ゆっくりと腰を左右にひねります。続けて、ゆっくりと腰を左右に曲げます。

たったこれだけなのですが、落ち着いて一日が始められるようになり

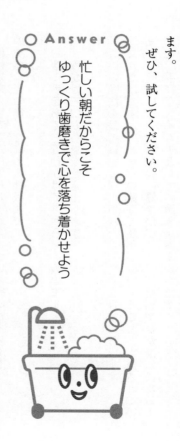

ます。
ぜひ、試してください。

**Answer**

忙しい朝だからこそ
ゆっくり歯磨きで心を落ち着かせよう

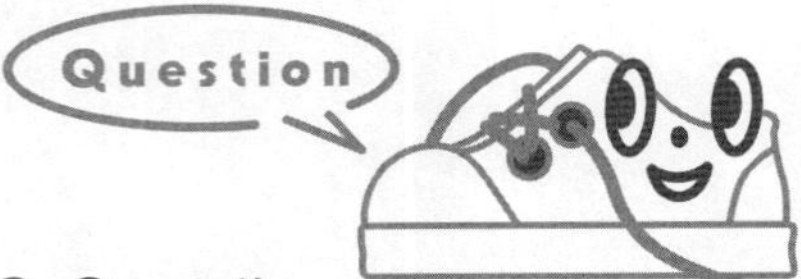


# 便秘が改善する呼吸法を教えてください

便秘外来で患者さんに実行してもらっている呼吸法を紹介しましょう。副交感神経の働きを高める呼吸法です。

**①お腹に手をあて、五秒かけて鼻から息を吸います**
**②十秒かけて口から息を吐き出します**

この呼吸法を最初は一分間、慣れたら三分間を目安に行います。

これだけですが、かなりの確率で便秘が改善することが実証されています。呼吸には、交感神経の働きが弱まり、副交感神経が優位になるような、手軽なスイッチとしての働きがあるからです。

特に、息を吐くことがよいので、吸う長さの倍の長さで息を吐き出すという「1：2の深呼吸」を心がけてください。

仕事中などストレスからイライラしたり、怒りっぽくなったりすることがありますが、そんな負の感情は、交感神経のレベルを急激に上げてしまいます。しかも一回上がると三時間くらいはその状態が持続してしまいます。

だから、できるだけ早くリセットすることが大事なのです。そのとき役立つのがこの呼吸法。

イヤなことがあったり、仕事に集中しすぎたりして、思わず息を止めていたり、呼吸が浅くなったりしているのに気づいたら、すぐに1：2の呼吸法を実践しましょう。

気持ちも落ち着くし、全身の血流がよくなるので体も温かくなってきます。

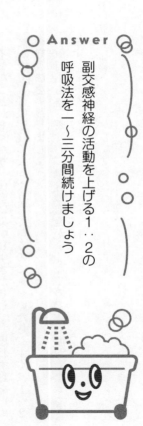

Answer

副交感神経の活動を上げる1：2の
呼吸法を一～三分間続けましょう

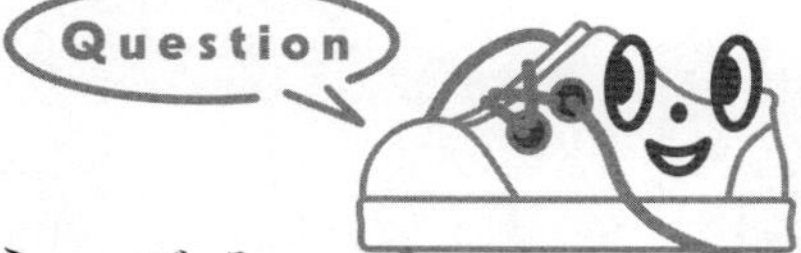


## ついトイレで いきみすぎてしまいます

便意を感じてトイレに行ったとき、するりと便が出ないと、ついいきみすぎてしまいがち。でも、トイレでのいきみすぎは、さまざまなトラブルのきっかけとなることもあります。

まず、心配なのは、いきみすぎによる痔です。痔は、男性の病気というイメージがありますが、実は女性のほうがなりやすい要因を抱えており、三人に一人は痔の経験があるというデータもあるくらいです。女性ホルモンの影響や、筋肉が少ないため冷えやすいという理由から、便秘になりやすく、硬くなった便を出そうと無理にいきむと、裂《き》れ痔や痔核《いぼじ》といった症状が出てしまいます。

そして、いちばん危険なのは、脳卒中などを引き起こすことです。いきむとついつい息を止めて力を入れてしまいますが、これが脳卒中など危険な病気を引き起こすきっかけになることがあるのです。高齢者はもともと気温差の激しい冬のトイレでは、脳卒中などを起こしやすいのですが、さらに、いきむことで危険性が高まる可能性も。高齢者でなくても、息を止めてグッと力を入れる行為は、全身の血流が悪くなるので、体にさまざまな弊害が生じやすいのです。

そんなとき、トイレでするりと出すための方法をお教えします。

**①お腹の「の」の字まわしマッサージ**

トイレで座ったまま、おへそを中心に「の」の字を描くように時計回りにマッサージします。腸のぜん動運動を促すことでスムーズな排便を叶えます。右下わき腹を出発点に、あばら骨の下を通って左下わき腹というルートをイメージします。反対回りだと腸の動きと逆行してしまうため効果がないので気をつけてください。

**②前倒肛門ツイスト**

トイレで座ったまま、上体を前に倒して体をひねります。肛門括約筋にひねりの刺激を与えることで、溜まった便を直腸から下ろす運動です。上体を軽く前に倒し、腕をももにのせるような体勢から、体をゆっくりと左右にひねります。肛門に刺激が加わるのを意識して行いましょう。

イライラすると交感神経の活動が高まり、余計に便が出にくくなってしまうので、ゆったりとした気持ちをキープしてください。時間がなくてバタバタするとよくないので、朝なら三十分早起きするのも大切です。また、トイレタイムにはあきらめも大事です。十分経っても出ないようなら、いつまでも努力をせず、いったん切り上げるようにします。

Answer

トイレでのいきみすぎ禁止！
「の」の字マッサージと運動を実行して

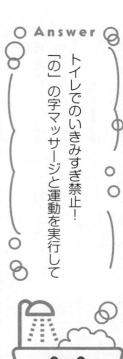

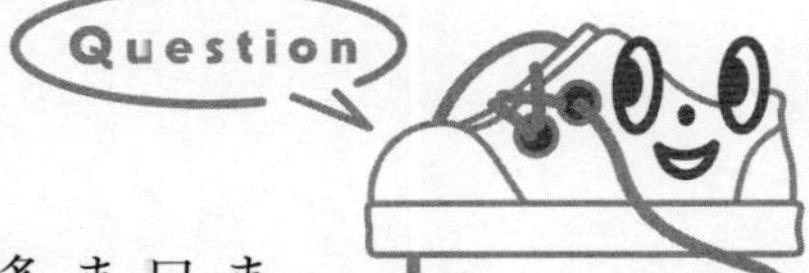


# 便秘にいい腸マッサージを教えてください

便秘外来でたくさんの患者さんを診察してきて感じるのは、「便が溜まりやすいのは腸の四隅である」ということです。便が出ないとき、出口付近の左下腹を押したり、マッサージしたりするとよいといわれてきましたが、実はあまり効果がありません。患者さんの腸をX線で見ると、多くの場合、左下腹だけでなく、上行結腸の下部の右下腹、上行結腸と横行結腸とのつなぎ目の右わき腹、さらに横行結腸と下行結腸のつなぎ目の左わき腹の四カ所に便が溜まっています。腸の向きが変わる曲がり角にあたるので、どうしても腸内の渋滞地点となってしまうのでしょう。

ですから、マッサージするなら、この四隅のポイントです。指を揃えて手を当て、まわしながら押し込むようにじっくりとマッサージしてみましょう。硬く感じるところがあれば、そこを重点的にもみほぐしてください。体を温めてからマッサージするとより効果的なので、入浴中バスタブの中や、入浴後に行うのもおすすめです。
ただし、痛みがあるときは、あまり刺激を与えないほうがよいので、腸マッサージも控えたほうがいいでしょう。

**Answer**

**マッサージは、腸の四隅をやさしくもみほぐします**

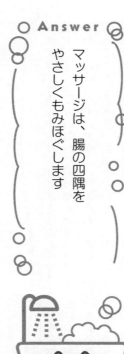

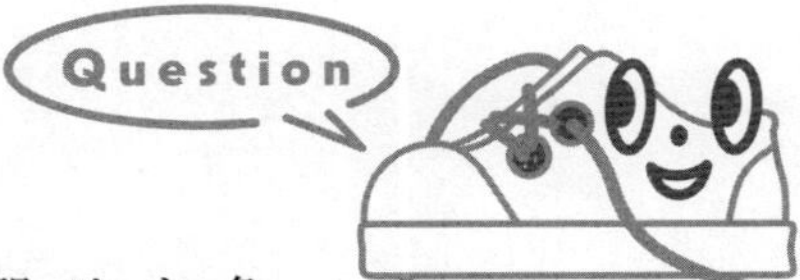


# 美腸を目指すエクササイズを教えてください

朝起きたときにコップ一杯の水を飲んだり、普段の食事で食物繊維を多く摂ることは、内側から腸のぜん動運動を促すことにつながります。また、内側からだけでなく、外側からの刺激で腸のぜん動運動に働きかけることもできます。排便したいのに「あともう一歩」というときに、腸を刺激する運動やマッサージを取り入れることですっきり快腸になれるのです。

エクササイズといっても、一種類ではありません。

①副交感神経の活動を上げるウォーミングアップ（一三六ページ参照）
②肛門括約筋を刺激するトレーニング（一三八ページ参照）

## ③腸のぜん動運動を促す腸ストレッチ（一四〇ページ参照）

以上の三つがメインとなります。これらをすべて実行する必要はありません。自分の便秘のタイプに合わせて、必要なエクササイズだけで充分です。

腸のぜん動運動不足の人は、運動やマッサージに対しても反応が鈍くなっている場合が多いようです。そのため、すぐに効果が出るとは限りません。しかし、腸内環境がよくなってくるとエクササイズの効果も感じられるようになりますので、少なくとも一週間以上は続けることが大切です。

**Answer**

**「あと一歩」を助けるエクササイズを毎日続けましょう**

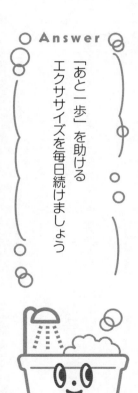

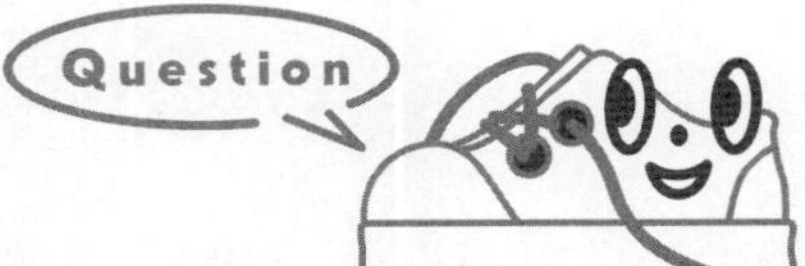


# 副交感神経の活動を上げるウォーミングアップとは

自律神経のバランスを整えるとともに、副交感神経のレベルを上げるセルエクササイズです。セルエクササイズは、細胞の活性化とパフォーマンスをアップさせる準備運動として、プロのスポーツ選手にも指導しているほど優秀なプログラムです。夕食後や夜寝る前に行うことで、リラックスして、消化や睡眠がスムーズになります。

## ①頭と顔をやさしくタッピング

人さし指、中指、くすり指で、ほんのわずか触れるほどの力加減でソフトにタッピングすることで、副交感神経をやさしく刺激します。まず、頭を前から後ろ、側頭部から下に向かってトントン。次に顔は、眉間↓眉↓目の周り↓鼻の下↓あごの順にタッピングします。ゆっくりと大きく呼吸しながら約三十秒間行います。

**②全身をのばしながら体を倒す&まわす**

足を肩幅に開いて立ち、腕を頭上にのばして手首を交差させます。このときひじをしっかりとのばすこと。そのままの姿勢から、上体をゆっくりと前に倒し、次に左右に倒します。倒すときに息を吐き、起こすときに息を吸います。そして、腕をのばしたまま、上半身を大きくまわします。それぞれ一回ずつ。

**Answer**

タッピングと全身のばしで
副交感神経を活性化させます

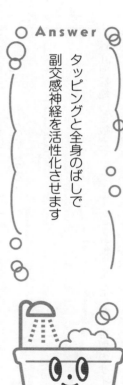

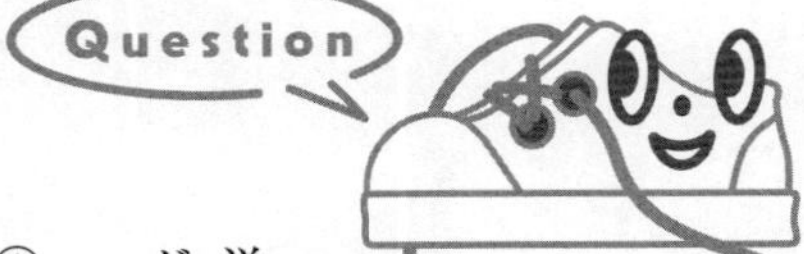


# 肛門括約筋を刺激するトレーニングとは

外肛門括約筋を鍛えて、スムーズな排便を促したり、排便のサインを送るためのセンサー機能（一五九ページ参照）の低下を防ぐトレーニングです。トイレに行く前や、寝る前、食後などに行います。

**①またわり**

外肛門括約筋をはじめ、腹筋など下半身全体を鍛えることができるのが、いわゆる〝またわり〟といわれるこの運動。足を大きく開いて立ち、ひざをできるだけ深く曲げて、股関節を充分にのばす感覚で腰を落とします。ももにひじをのせるような体勢で股関節まわりの筋肉をストレッチします。体が硬い人は、ももに手のひらを置くといいでしょう。左右十〜十五秒間ほどキープします。

### ②肛門ツイスト

肛門括約筋に刺激を与えるとスムーズに排便できます。足を開いて、椅子の背もたれなどにつかまりながら深くしゃがみます。これだけでも肛門に圧力をかけることができますが、そのまま左右にツイストすることで、さらなる刺激をプラスします。すぐにトイレに行きたくなる人もいるくらい効き目の高いトレーニングです。

**Answer**

肛門括約筋に刺激を与えると
すぐにトイレに行きたくなります

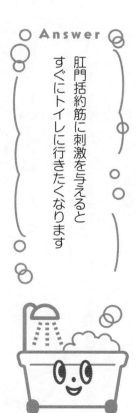

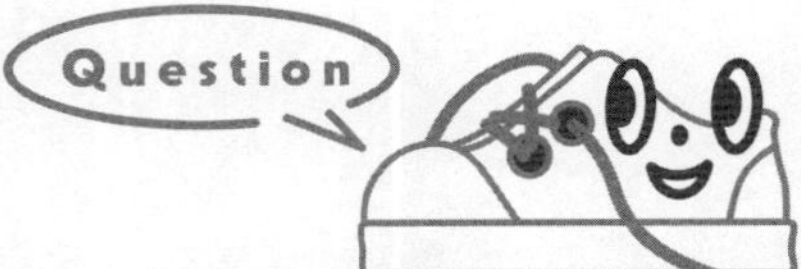


## 腸のぜん動運動を促す腸ストレッチとは

ストレッチすることで腸を刺激し、ぜん動運動を促します。寝る前やトイレに行きたいとき、食後などに取り入れてみましょう。腸に刺激を与えながら、腹筋を鍛える腹筋運動もおすすめです。一日に短時間でもいいので、長く続けるようにしましょう。

①体幹ツイスト

足を軽く開いてあおむけに寝て、右ひざを曲げて左脇腹のほうへ持ち上げ、体をひねります。曲げた脚と逆方向へ顔を向けて深くツイストし、五秒間キープ。ツイストするときに息を吐き、戻すときに息を吸います。左右交互に行います。

②腹式呼吸腹筋

腹筋が弱いと腸に腹圧がうまくかけられず、ぜん動運動が起こりにくくなります。特に、高齢になると腹筋力不足が便秘の大きな原因になるので、適度に腹筋の力をつけることができるトレーニングが必要。クッションを腰の下に敷き、あおむけに寝てひざを軽く曲げます。そのままの姿勢から、おへそをのぞきこむような感覚で上体を持ち上げます。二十回が目標です。

③さかさ自転車こぎ

あおむけに寝てから、両腕で背中を支えるようにして下半身を真っすぐ上にのばすように高く持ち上げます。この姿勢をキープするだけでも腸が動かされますが、このままの姿勢で自転車をこぐように脚を大きく動かすことで、さらに腸に刺激を与えます。

ハードな運動なので寝る前に行うと交感神経が活発になってしまうので気をつけましょう。三十秒間くらいを目安に行います。

## Answer

腸に刺激を与える腸ストレッチ
腸を動かしたいときに効きます

# 第七章

# まだまだ知りたい便秘のこと

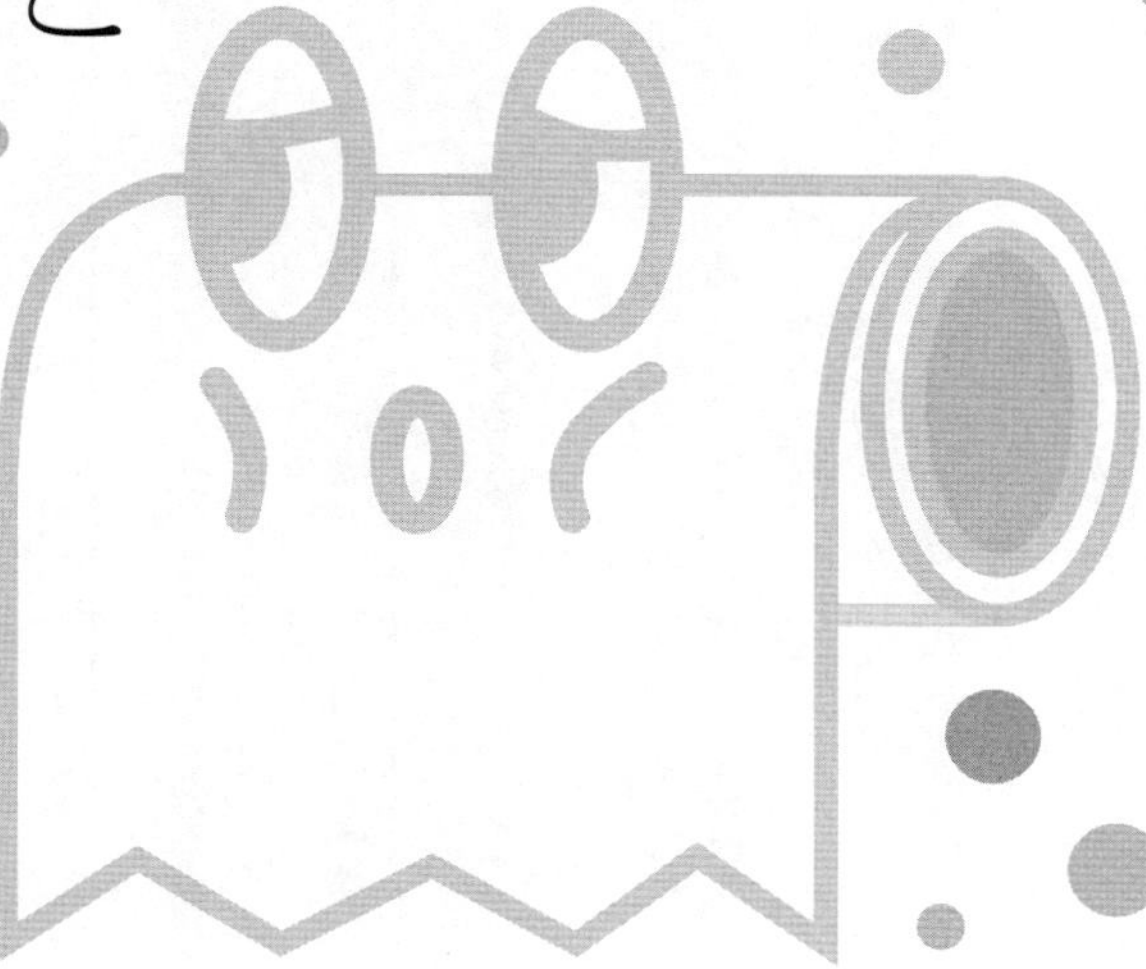

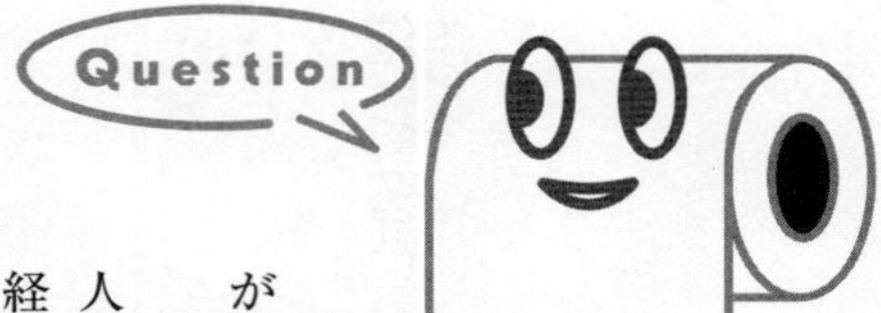


# 便秘になりやすい性格ってあるのでしょうか

患者さんの話を聞いていますと、その性格が大きく影響していることがわかります。

神経質な人、心配性の人、真面目すぎる人、努力家、ストレスに弱い人などが比較的便秘になりやすい傾向があるようです。つまり、自律神経のバランスが安定せず、交感神経が優位になりやすい人です。

自律神経とは、呼吸や血液の循環など、生命活動に欠かせないライフラインを司る神経で、交感神経と副交感神経のふたつの神経系からなります。

簡単にいうと、興奮モード＝車にたとえるなら、アクセルの働きをするのが交感神経で、交感神経が優位になると血圧が上昇し、脳や体は活動モードに入ります。

一方、リラックスモード＝車でいうとブレーキの働きをするのが副交感神経で、副交感神経が優位になると心拍や血圧もゆったりと下降し、心身ともにリラックスします。ふたつの神経はシーソーのように、片方が上がれば片方が下がるというように、バランスをとりながら働きます。

腸のぜん動運動は、主に副交感神経によって腸管が収縮する運動なので、リラックスできている状態でこそ腸は活発に働きます。

自律神経のバランスは、環境にも左右されますが、もともと生まれ持った性格にも大きく関係します。生来のんびりして楽天的な人は、副交感神経が優位になりやすく、従って、便秘にもなりにくいのです。

ところが最初に述べたような、神経質な人や心配性の人、真面目で努力家、ストレスに弱い人などは、交感神経が活発になりやすく、副交感神経の働きが低下するため、腸の動きが悪くなってしまいがちなのです。

あれもダメ、これもダメ、～しなければならない、と抑制的になったり、くよくよしたりしないで、なるべくゆったりと過ごすようにしましょう。

## Answer

神経質な人、心配性の人、努力家の人ほど
便秘になりやすい傾向があります

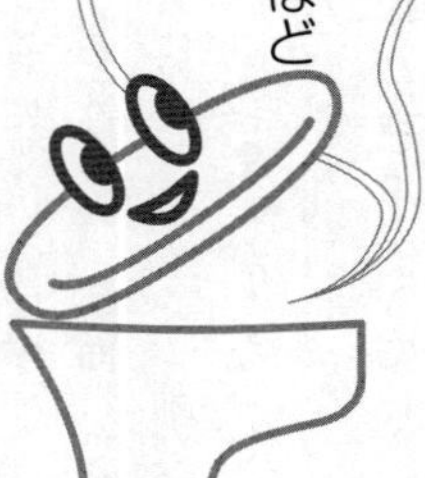

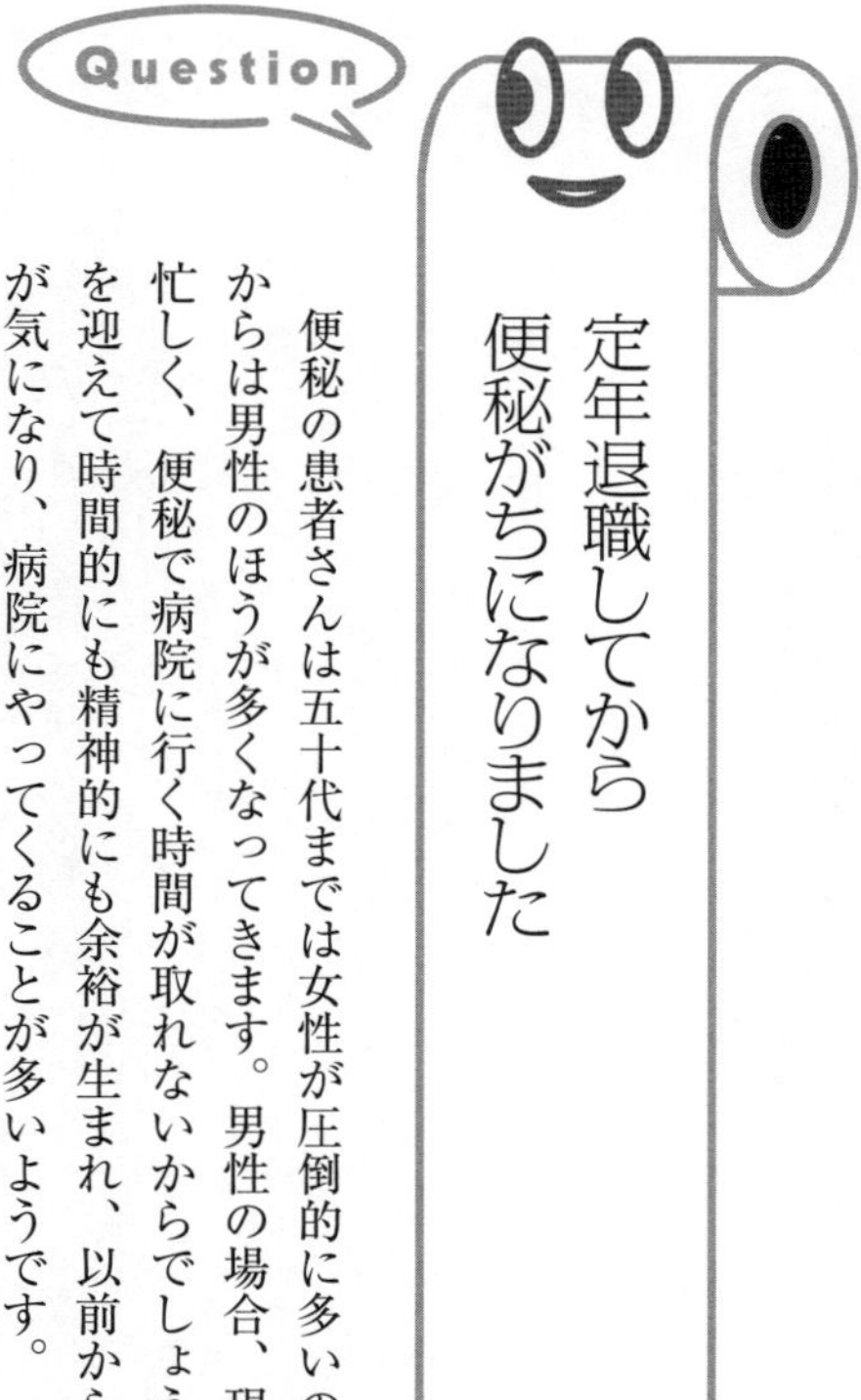


## 定年退職してから便秘がちになりました

便秘の患者さんは五十代までは女性が圧倒的に多いのですが、六十代からは男性のほうが多くなってきます。男性の場合、現役時代は仕事が忙しく、便秘で病院に行く時間が取れないからでしょう。しかし、定年を迎えて時間的にも精神的にも余裕が生まれ、以前から悩んでいた便秘が気になり、病院にやってくることが多いようです。

また、性別に関係なく、加齢とともに、便秘の陰に病気が潜んでいる可能性が高くなります。

便秘は、パーキンソン病で最も多い症状のひとつといわれ、糖尿病になると、合併症のひとつである神経障害が要因で便秘を引き起こします。

また、うつ病のために向精神薬を服用した場合も便秘になりやすくなるといわれています。

このように、六十代以降の便秘には注意が必要です。一度、きちんと検査をすることをおすすめします。

**Answer**

六十代以降の男性の便秘は要注意！

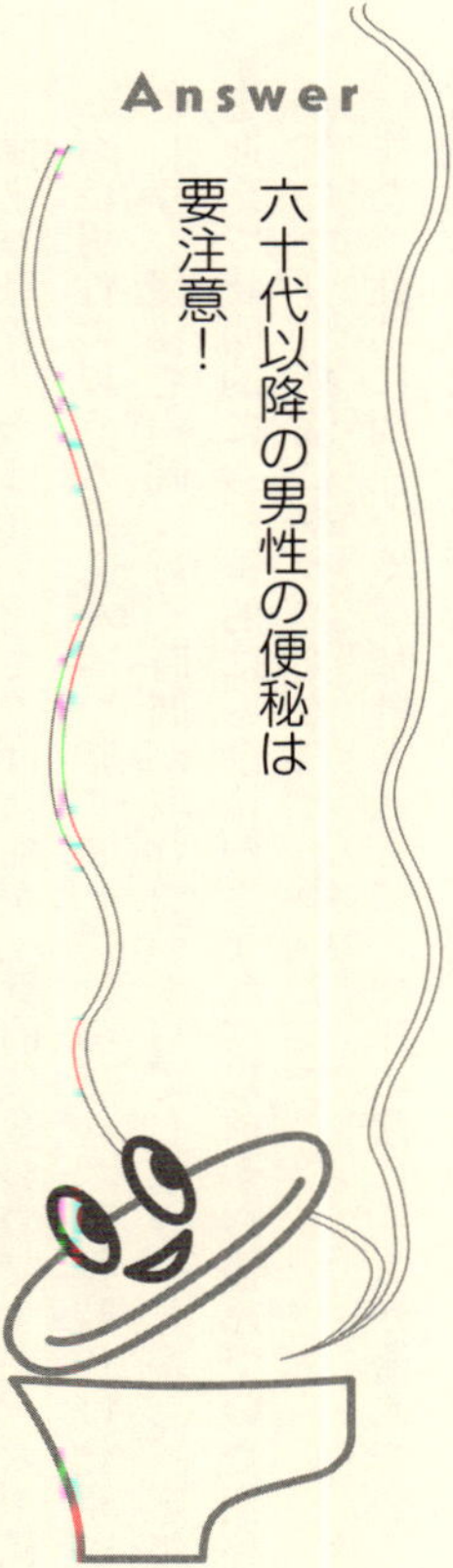

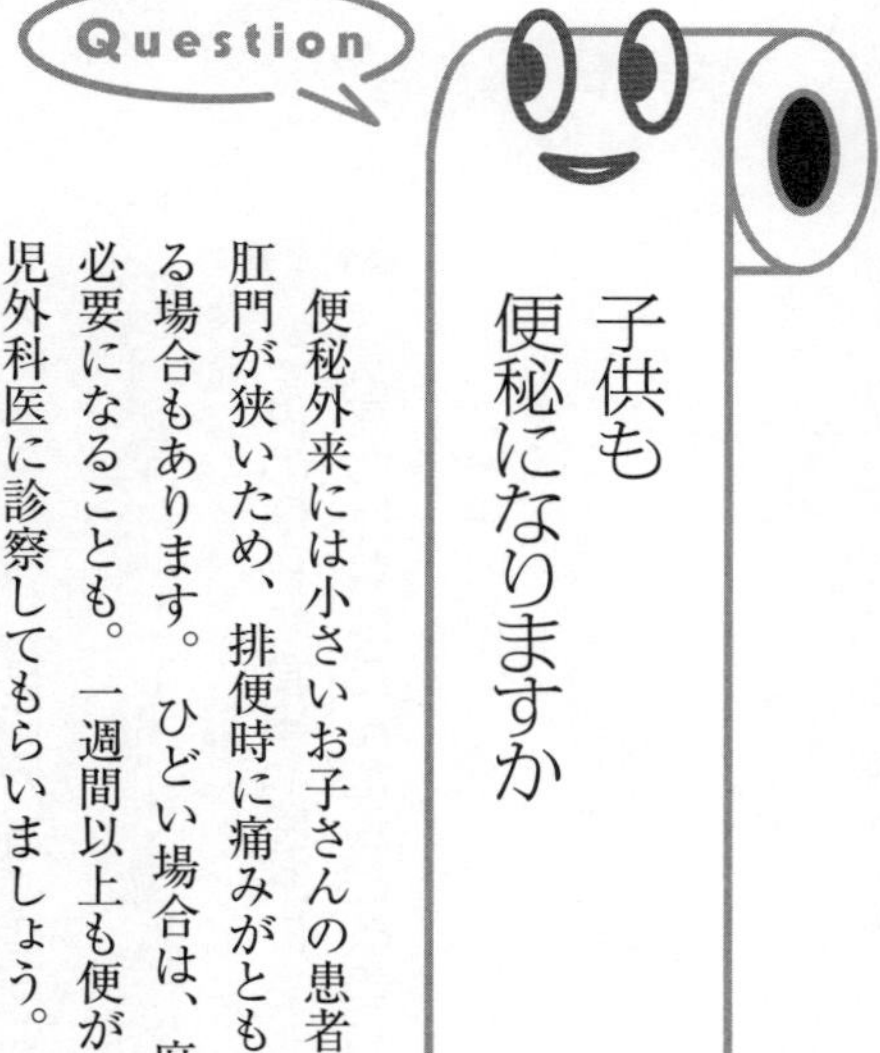


# 子供も便秘になりますか

便秘外来には小さいお子さんの患者さんもいらっしゃいます。子供は肛門が狭いため、排便時に痛みがともなって、それがこわくて便秘になる場合もあります。ひどい場合は、麻酔を使って肛門を広げる治療が必要になることも。一週間以上も便が出ないようでしたら、小児科・小児外科医に診察してもらいましょう。

肛門に問題がないなら、腸の神経が成熟してくる二歳から四歳くらいに自然とよくなってくるのが一般的です。離乳食前の赤ちゃんなら、やさしくお腹をマッサージしたり、肛門にスポイトなどでピュッピュッと水をかけると反射で便が出やすくなります。

子供の便秘は放置しておくと、落ち着きがなくなったり、怒りっぽくなったり、多動性障害などにつながることもあり得ます。副交感神経の活動も低下して腸のぜん動運動が弱くなり、ますます便秘がひどくなり、登校拒否などにつながる例もありました。とはいえ、親が心配のあまり神経質になりすぎるのもかえって逆効果。食物繊維や乳酸菌、発酵食品たっぷりのバランスのとれた食生活、規則正しい生活などをサポートして、ゆったりとした毎日が過ごせるようにしてあげましょう。

Answer

子供の便秘も食事や睡眠に気をつければだんだんと改善します

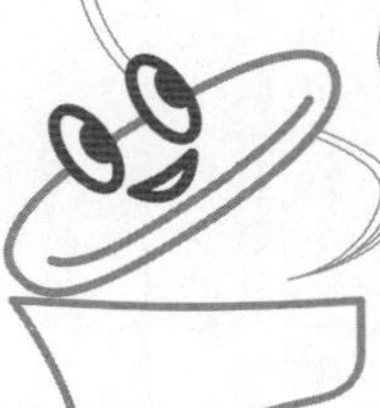

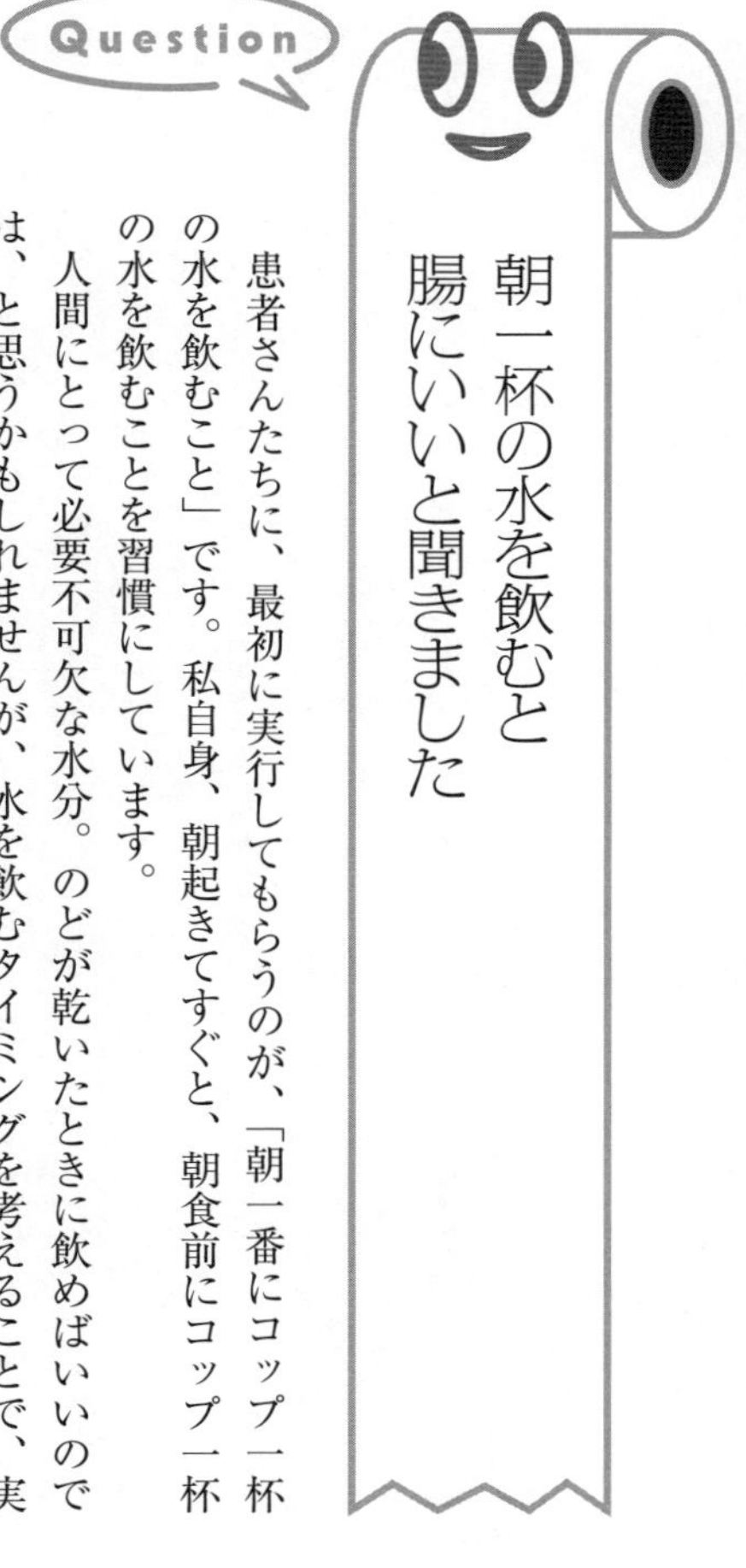


# 朝一杯の水を飲むと腸にいいと聞きました

患者さんたちに、最初に実行してもらうのが、「朝一番にコップ一杯の水を飲むこと」です。私自身、朝起きてすぐと、朝食前にコップ一杯の水を飲むことを習慣にしています。

人間にとって必要不可欠な水分。のどが乾いたときに飲めばいいのでは、と思うかもしれませんが、水を飲むタイミングを考えることで、実は、体の機能を高めることが可能なのです。

朝一番の水は、寝ている間に失った水分を補給するという意味もありますが、それ以上に大切なのが「胃・結腸反射」を誘導するということです。これは、簡単にいうと、水が入ることで空っぽになった胃が重くなり、大腸を刺激して大腸のぜん動運動のスイッチを入れることです。

すると、自然な便意を感じることができるのです。実際に、これだけで便秘が治ったという患者さんもたくさんいます。

また、朝は、副交感神経優位の状態から交感神経優位の状態へと切り替わる時間帯。このとき胃腸を動かすことで副交感神経の活動の下がりすぎを防ぎ、自律神経のバランスを整えることにもつながります。仕事や勉強、家事など、一日のパフォーマンスを上げることにもなるので、「朝の水」は、いいことずくめです。

明日の朝から、ぜひ、習慣にしてください。

## Answer

朝一番のコップ一杯の水が
きれいな腸を作る

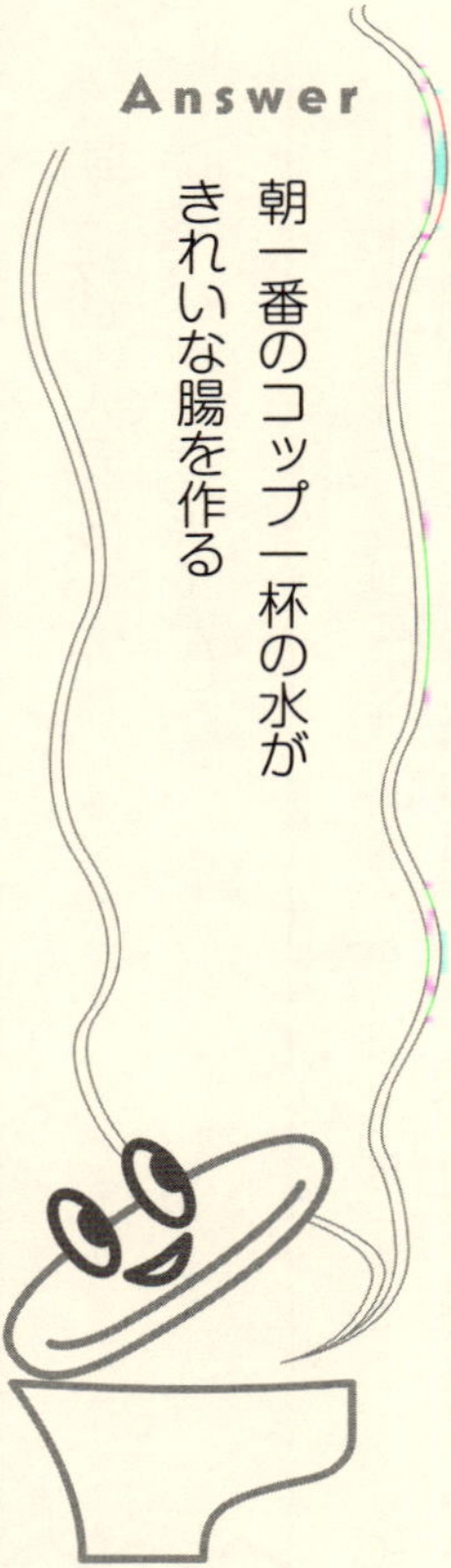

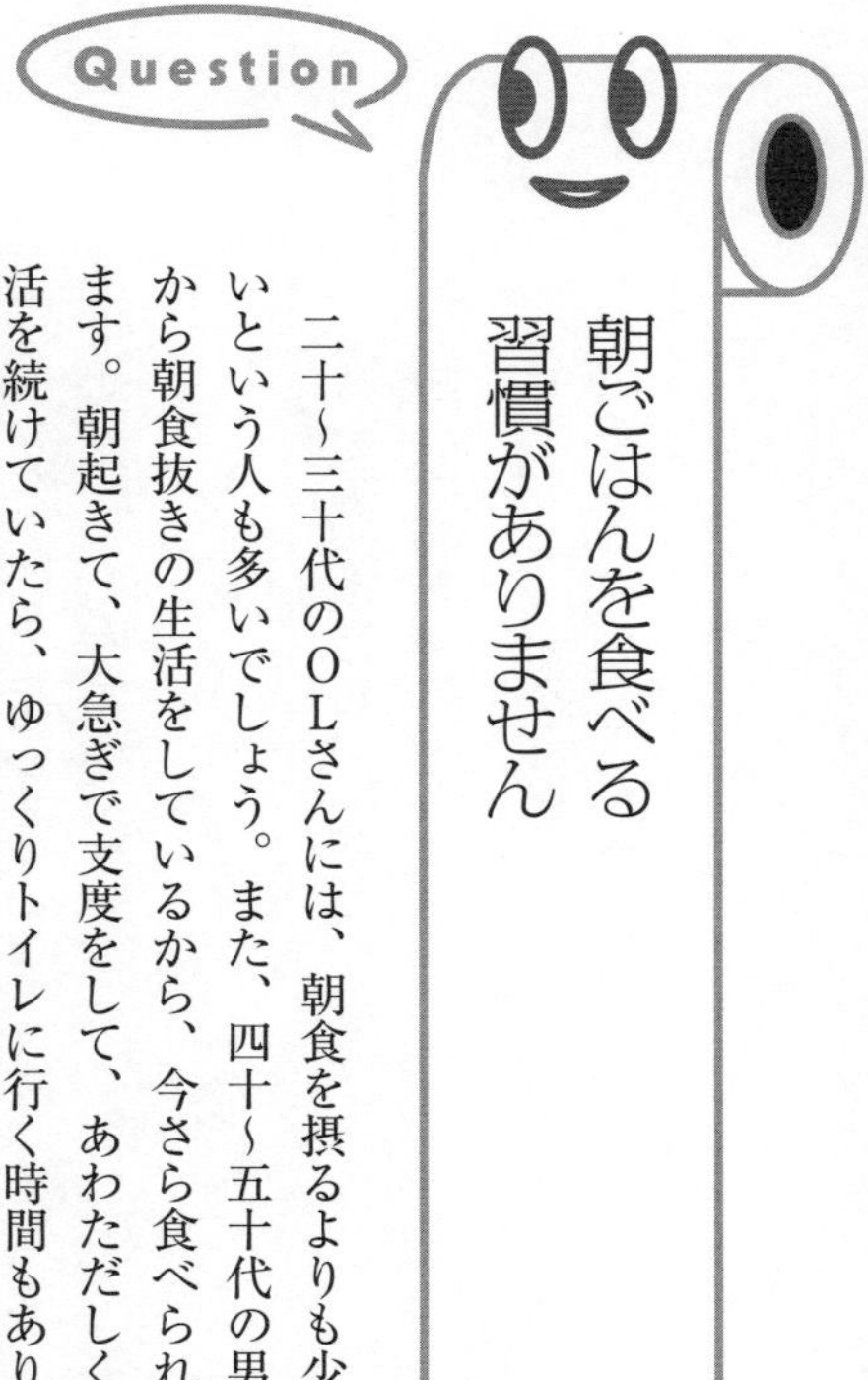


# 朝ごはんを食べる習慣がありません

二十〜三十代のＯＬさんには、朝食を摂るよりも少しでも眠っていたいという人も多いでしょう。また、四十〜五十代の男性には、若いときから朝食抜きの生活をしているから、今さら食べられないという人もいます。朝起きて、大急ぎで支度をして、あわただしく出勤するという生活を続けていたら、ゆっくりトイレに行く時間もありませんし、副交感神経優位から交感神経優位への切り替えがうまくできず、従って仕事の能率も上がりません。

朝食を食べることは、自律神経のバランスを整えるとともに、腸のぜん動運動を促す意味でも、とても重要です。大切なのは、何を食べるかではなく、何かを食べること。目玉焼きとサラダとトースト、味噌汁と焼き魚とごはん、というように栄養のバランスはこの際、考えなくてもかまいません。私がおすすめしているのは、バナナ。調理の手間もかからないし、時間がなくても簡単に食べられます。他の季節のフルーツでもいいですね。

もちろん、さまざまな食品をバランスよく食べられればベストですが、まず何かを食べることから始めましょう。そして、きちんと座ってゆっくりと食べることも大事です。

Answer

バナナ一本でもいいから
朝ごはんを食べよう

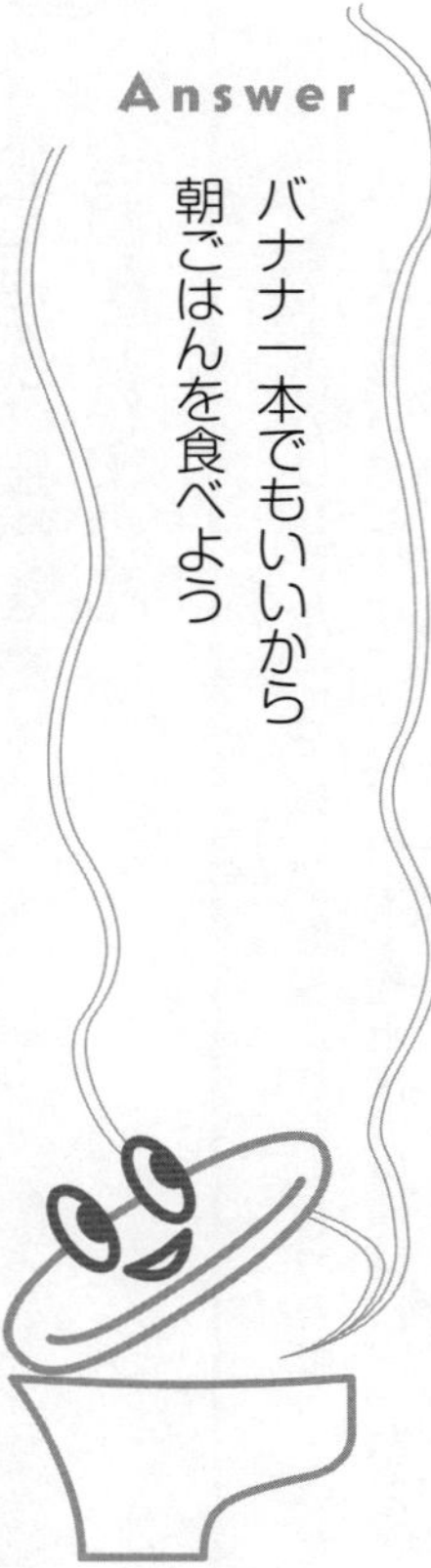

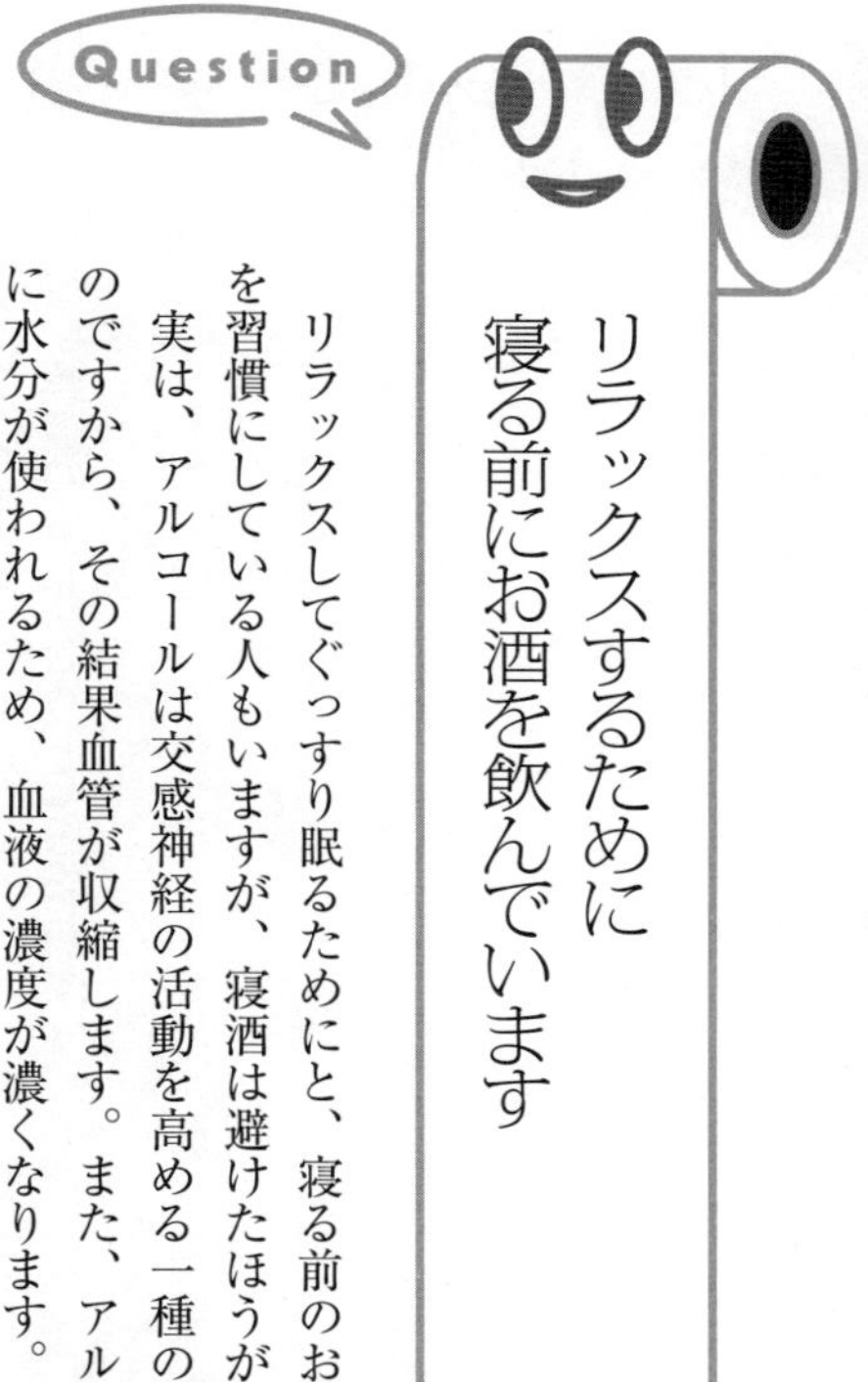


## リラックスするために寝る前にお酒を飲んでいます

リラックスしてぐっすり眠るためにと、寝る前のお酒、いわゆる寝酒を習慣にしている人もいますが、寝酒は避けたほうがいいです。

実は、アルコールは交感神経の活動を高める一種の興奮剤のようなものですから、その結果血管が収縮します。また、アルコール分解のために水分が使われるため、血液の濃度が濃くなります。収縮した血管のなかをドロドロの血液が通るわけですから、血管に負担をかけたり、血管を傷つけるリスクが高まります。

適度なアルコールはリラックス効果があるので、お酒を飲むのは基本的に悪いことではありません。しかし過度な飲酒と、夜寝る直前の飲酒はやめたほうがいいと思います。

また、お酒を飲むときは、同量の水をいっしょに飲むのを習慣にしましょう。

Answer

寝酒はＮＧ！
興奮モードになってしまいます

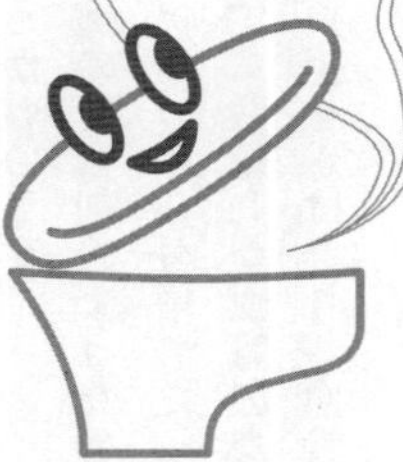

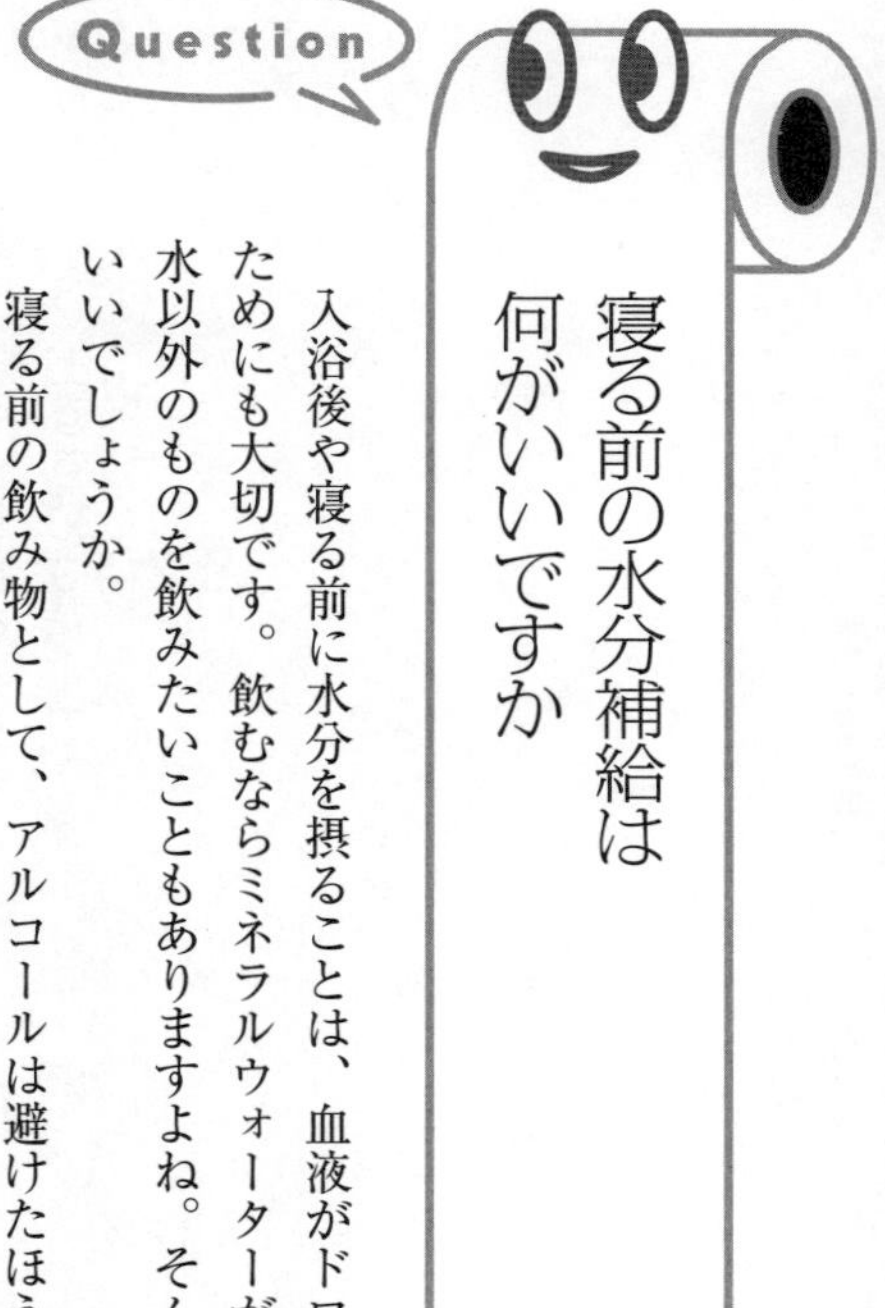


# 寝る前の水分補給は何がいいですか

入浴後や寝る前に水分を摂ることは、血液がドロドロになるのを防ぐためにも大切です。飲むならミネラルウォーターがよいと思いますが、水以外のものを飲みたいこともありますよね。そんなとき何を飲んだらいいでしょうか。

寝る前の飲み物として、アルコールは避けたほうがよいことはすでにお伝えしました。カフェインを含むコーヒーや緑茶、紅茶なども、寝る前の飲み物としては向きません。

おすすめはノンカフェインで、リラックス効果のあるハーブティーです。

リラックスした状態で眠りにつくことで、副交感神経の働きが高まり、腸のぜん動運動も高めてくれます。翌朝の心地よい排便へと導いてくれるでしょう。

Answer

寝る前に飲むなら
おすすめはハーブティー

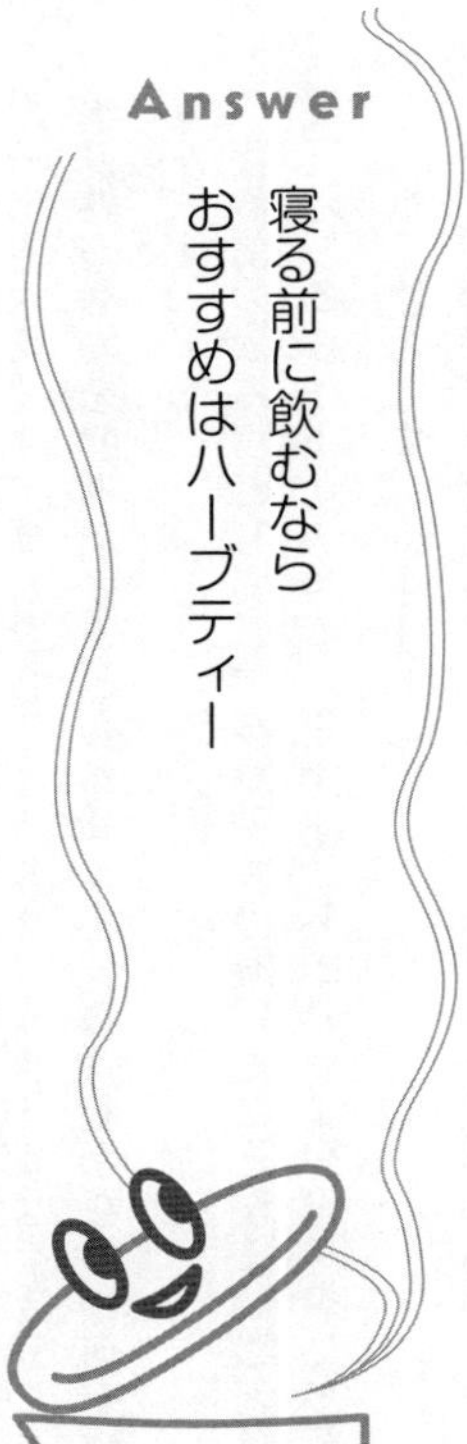

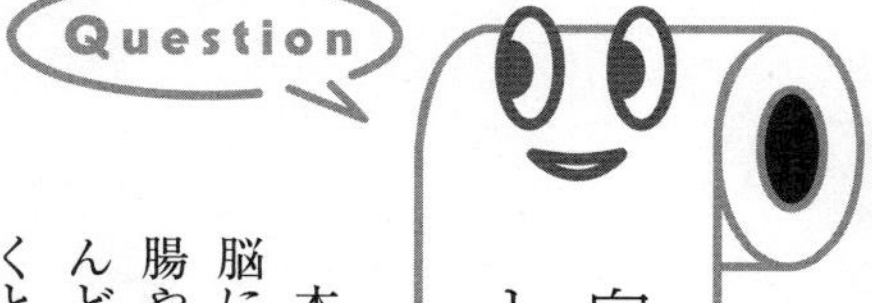


# 自宅以外ではトイレに行けません

本来、直腸に便が溜まってくると、直腸が拡張し、肛門括約筋が反応、脳にサインが送られ、「排便せよ！」という指令が出されます。しかし、腸や肛門括約筋のセンサーが鈍くなっていると脳からの指令が出ず、どんどん直腸に便が溜まってしまいます。そして、便が溜まった状態が続くと直腸が膨らんでしまい、便が溜まっていることに気づかなくなってしまうのです。

また、センサーが鈍くなる原因としては、加齢や出産などによる腹筋や肛門括約筋の筋力低下、痔による痛みなども考えられます。

便意をがまんしないことは便秘改善のポイントですが、それがいつも自宅でやってきてくれるわけではないのが問題です。駅やデパートなど公共のトイレはもちろん、学校や会社のトイレでもできないという人もいます。便意をがまんするということは、せっかくの来訪者を玄関で追い返すようなもの。これを繰り返すと、便意を伝えても出してもらえないと腸が思い込み、だんだん便意を感じなくなってしまい、便秘症状が進行してしまいます。やはり、できるだけがまんしないようにすることが大切です。特に便秘に悩んでいるならなおさらです。

自宅以外ではできないというのなら、自宅にいる時間にトイレタイムがやってくるように調整していくようにしましょう。

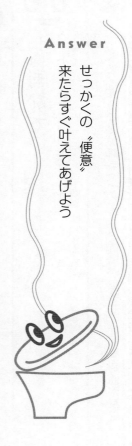

Answer

せっかくの〝便意〟
来たらすぐ叶えてあげよう

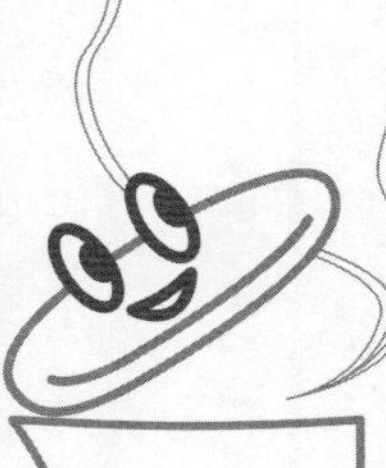

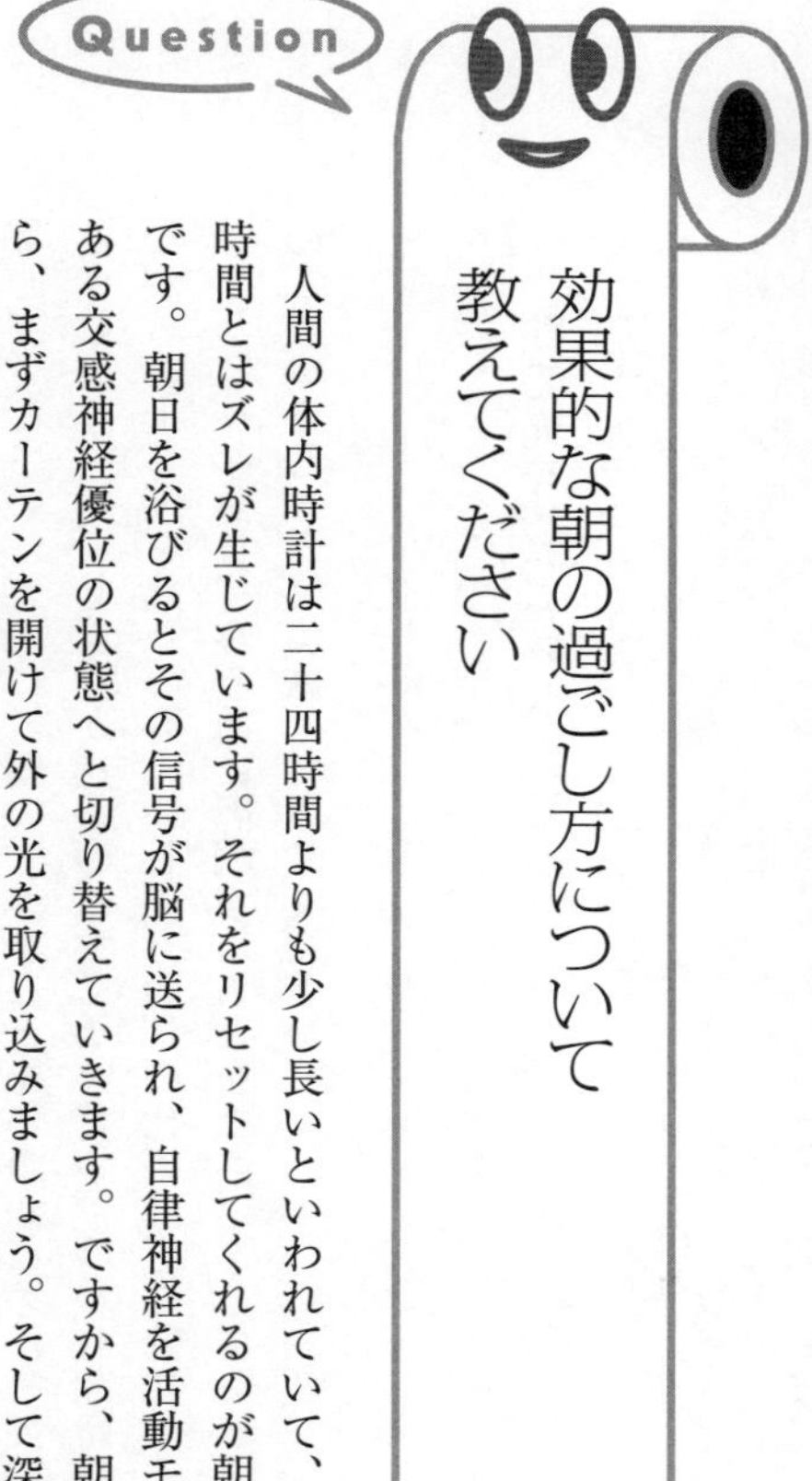


## 効果的な朝の過ごし方について教えてください

人間の体内時計は二十四時間よりも少し長いといわれていて、実際の時間とはズレが生じています。それをリセットしてくれるのが朝日なのです。朝日を浴びるとその信号が脳に送られ、自律神経を活動モードである交感神経優位の状態へと切り替えていきます。ですから、朝起きたら、まずカーテンを開けて外の光を取り込みましょう。そして深呼吸をしてコップ一杯の水を飲みます。たとえ曇りや雨の日でも、窓際で朝の空気を感じることが大切なのです。

もうひとつ重要なのが朝の過ごし方です。午前零時からの「腸のゴールデンタイム」に眠るために、朝型生活をおすすめしています。これまでより三十分早く起きて、余裕を持つことで、自律神経のバランスと腸内環境が整い、便通もよくなります。

そして、一日のパフォーマンスを上げるための朝の過ごし方のアドバイスが以下です。まず、早起きするために睡眠時間を削らないこと。必要な睡眠時間には個人差がありますが、やはり六～七時間は必要です。腸のゴールデンタイムに就寝していることを含めて、就寝する時間を計算してください。さらに、朝にすべきことをあらかじめ決めておくこと。どうしよう、何をしようと焦るのはマイナスです。ゆっくり新聞を読みながらコーヒーを飲むのもいいし、その日の仕事内容を確認するのもいいでしょう。前日、寝る前に翌朝することをチェックしておきます。このふたつをしっかり実践してみてください。

## Answer

朝の光をしっかり浴びて
三十分の余裕を持って過ごしましょう

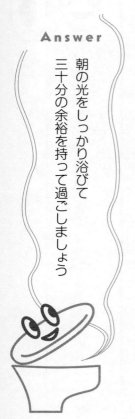

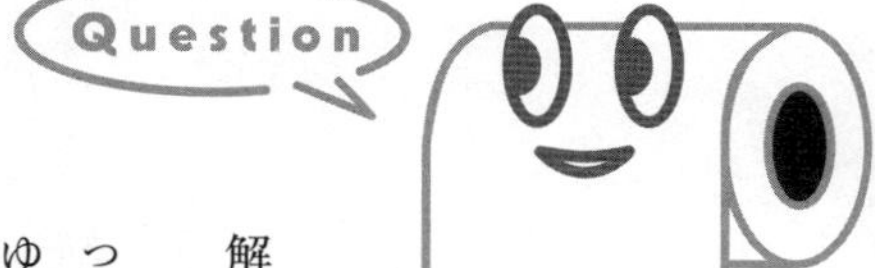


## お風呂は便秘にいいですか

全身の血流を促し、新陳代謝を高める入浴は、疲労や冷え、むくみの解消だけでなく、便秘解消にもひと役かってくれます。

ポイントは、三十八～四十度くらいのぬるめの湯に十五分くらい、ゆっくりとつかること。心臓に負担をかけにくい半身浴でもいいでしょう。ゆったりとしたバスタイムを過ごすことで、深部体温がゆっくりと上昇し、副交感神経が優位になり、リラックス効果が高まります。

好みの香りの入浴剤やボディシャンプーなどを揃えて、リラックスムードを演出するのもいいでしょう。

熱湯好きの人や、カラスの行水の人は要注意です。熱い湯につかると急激に体温が上がって交感神経が活発になり、血管が収縮して、ドロドロ血液にもなりやすいものです。入浴後は、パソコンやテレビなど強い光や刺激的な内容のものは避け、一時間くらいで就寝するのがベスト。眠るときは体温が下がるので、入浴で上がった体温の低下と入眠が重なり、スムーズに眠れるはずです。

Answer

三十八〜四十度のぬるめのお湯にゆっくりとつかるのがコツ

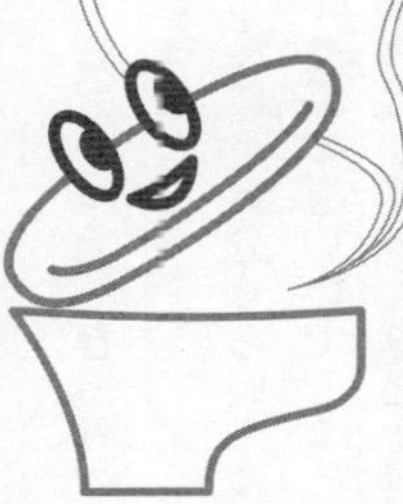

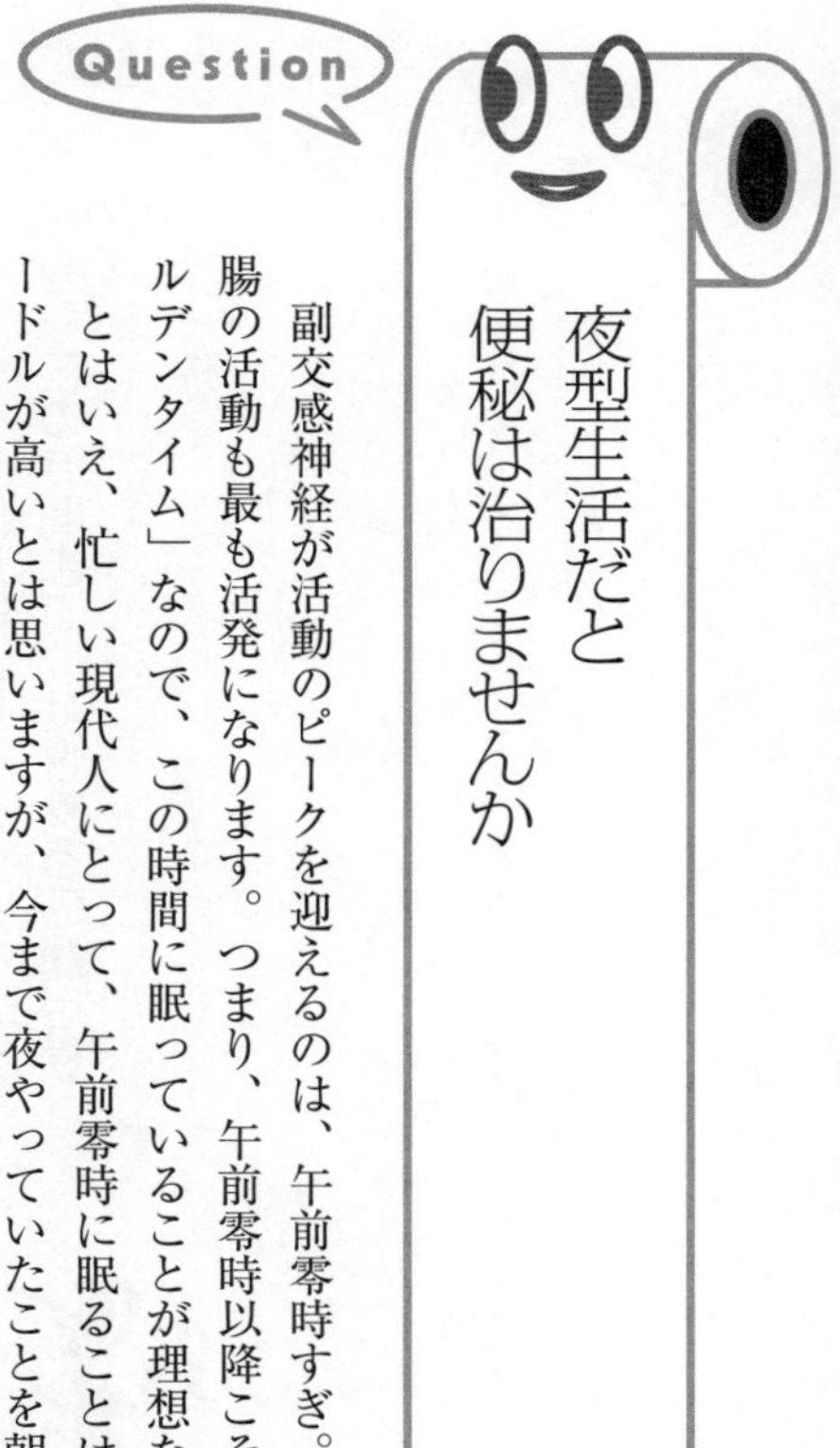


# 夜型生活だと便秘は治りませんか

副交感神経が活動のピークを迎えるのは、午前零時すぎ。その時間に、腸の活動も最も活発になります。つまり、午前零時以降こそ「腸のゴールデンタイム」なので、この時間に眠っていることが理想なのです。

とはいえ、忙しい現代人にとって、午前零時に眠ることは、かなりハードルが高いとは思いますが、今まで夜やっていたことを朝に行うようにするなど、朝型のライフスタイルにシフトしてみませんか。たとえば、読書やメールチェック、録画しておいたテレビチェックなどは、交感神経の働きが高まる朝のほうが効率もよくなるはずです。

腸のゴールデンタイムにスムーズな睡眠に入るために心がけたいのは、寝る前に興奮するような行為は避けることです。たとえば、号泣するような映画を見たり、携帯メールをチェックしながら寝たりして、交感神経のレベルを高めてしまうようなことをしないようにしましょう。

Answer

午前零時以降は腸のゴールデンタイム。この時間までに就寝するのが目標

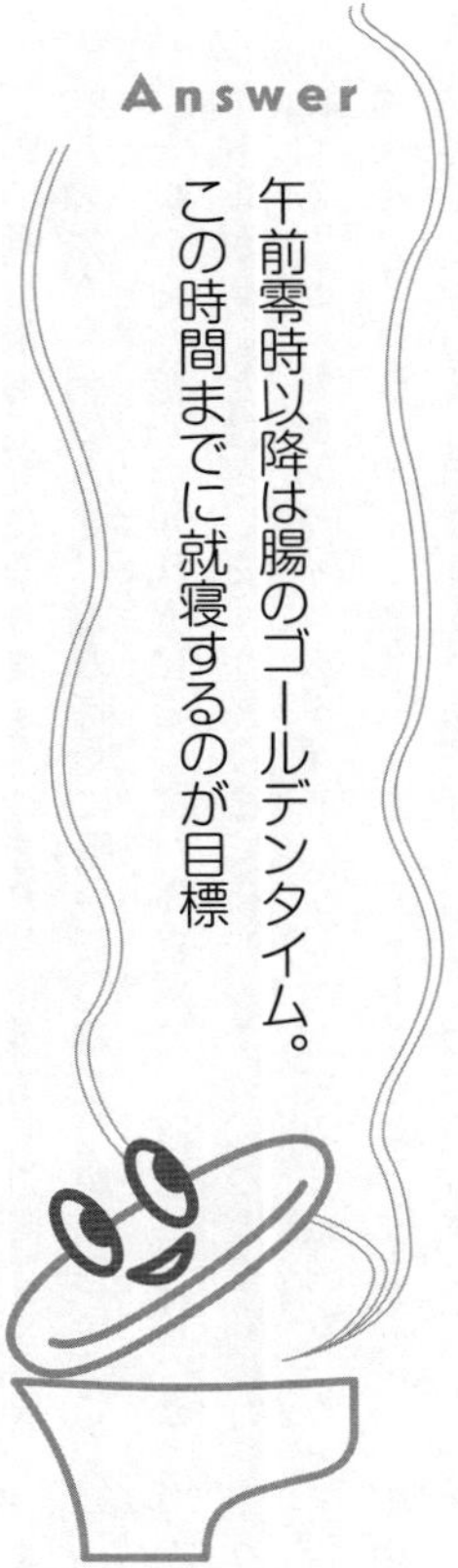

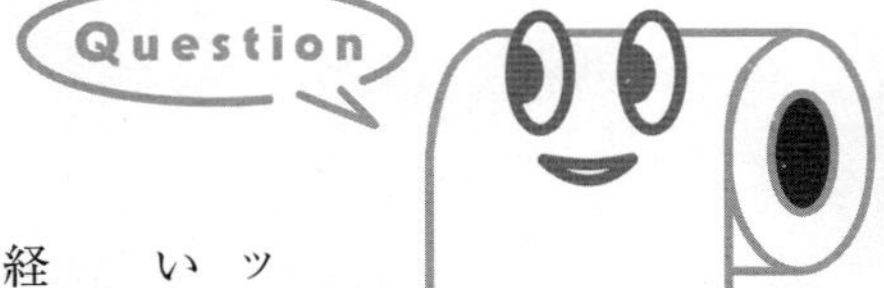


## 運動が嫌いです。運動不足だと便秘は治りませんか

運動は腸にも刺激を与えますし、腹筋などを鍛えることで排便力もアップしますから、便秘改善のためにも必要です。ただ、運動嫌いな人がいきなり激しい運動をしようとしても難しいもの。

また、激しいジョギングや筋トレは、呼吸が速く、浅くなり、交感神経の活動を高めますから、人によっては自律神経のバランスを乱してしまうこともあります。

起き抜けのような、体調が不安定な時間帯に運動することで心筋梗塞を引き起こす心配もあります。

普段、運動をしない人なら、ウォーキングから始めてみませんか。ゆっくりと歩くことで副交感神経のレベルを高めることがとても効果的です。ウォーキングのようなリズムを持った適度な有酸素運動ほど自律神経を安定させてくれる運動はありません。

いつ歩いたらいいかと聞かれますが、ベストは「夜」。夕食を食べてから三十分後くらいに、静かな街並をのんびりと三十分くらい歩くことでリラクゼーション効果も高まります。ただし、遅くとも寝る一時間くらい前までに終了してください。

夜、どうしても時間が取れないとか、夜道が危険だったりするなら、電車では座らずに立つ、駅やオフィスではエスカレーターやエレベーターを使わず階段を利用するなどを心がけましょう。

特別な運動より、毎日少しずつ運動を続けることで、自律神経のバランスが整い、腸も健康になってきます。

体力がついてきたと感じたら、朝のランニングやジムでのトレーニングを始めて、運動量を増やしてもいいかもしれません。

加齢とともに衰える体力を維持し、自律神経を鍛えることにつながります。

## Answer

三十分のウォーキング、または
階段を使うなどの軽い運動で充分です

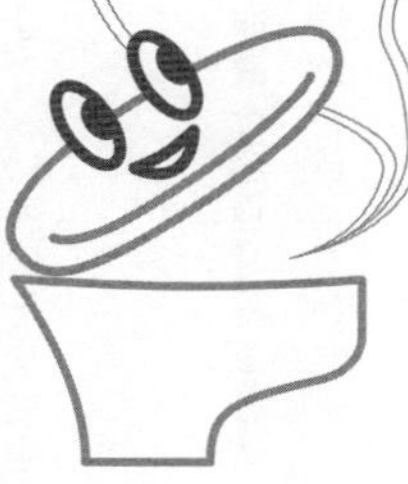

# おわりに

## 美腸が約束してくれる老けない人生

いつまでも健康で若々しく過ごしたい――。

誰にでも共通の願いでしょう。

それを叶えるために、食事療法やエクササイズなど、いろいろな健康法が紹介されています。

私が今、いちばん重要だと考えているのは、「自律神経のバランスを整えて、全身に質のいい血液を巡らせること」。質のいい、きれいな血液を作るには、とにかく腸が健康でなければなりません。

なぜなら、腸は血液を作るスタート地点だからです。その腸の動きが悪く、悪玉菌ばかりで汚れが溜まっていたり、炎症を起こしていたりしたら、質のいい血液は作れません。

腸の働きが悪く、便秘がちで、ドロドロの質の悪い血液が体を巡るようになると、肥満はもとより、疲れやすくなったり、風邪をひきやすくなったり、マイナス思考になったり……。健康とは、ほど遠い状態になってしまいます。

つまり、美腸を保って美しい血液を作ること、そして、その血液を全身に巡らせることが、いちばんの健康法なのです。美腸を保てれば、いつまでも若々しく、仕事もプライベートもうまくいく——。本書では、そのための方法をあらゆる角度から紹介しています。

私はこれまで、便秘や腸のトラブルに悩む患者さんを、二万人以上診察してきました。

厚生労働省による国民生活基礎調査（二〇一〇年）によると、便秘に悩む人は全国に約四七九万人。便秘であることを隠す人や、自覚症状のない人を含めると、一〇〇〇万人を超すのではないかと推計されています。

特に、十代後半〜三十代前半の女性に多く、この年代では四十〜五十パーセント、二人に一人が便秘というわけです。また、女性の部位別がん死亡数で、大腸がんが一位となっている昨今、便秘や腸内環境の整え方など、腸への関心がいっそう高まっています。

本書では便秘外来を訪ねてくる患者のみなさんが、本音で聞きたかったことはもちろん、講演会での質疑応答、テレビやラジオの取材で聞かれることの多い、便秘や腸に関する、あらゆる疑問にお答えしてきました。

また、いつでも、時間をかけずに作れる美腸レシピや、腸エクササイズ、明日からすぐに実践できる生活習慣のアドバイスもご紹介しましたが、少しでもみなさんが快腸な日々を送れるお役に立てれば幸いです。

まとめになりますが、大切なのは、

①自律神経のバランスを整えること

②血流をよくすること
③腸内の善玉菌を増やすこと

堅苦しく考えることはありません。究極の健康は気の持ちようからです。

今日からでも遅くありません。小さなことにくよくよせずに、焦らずにゆっくりと、できることからひとつずつ実行して、便秘知らずの爽やかな毎日を手に入れましょう。

本文デザイン＆イラスト／成見紀子

本書は二〇一三年一月、書き下ろしとして集英社より刊行された『腸が健康になれば面白いほど人生がうまくいく　読む便秘外来』を改題したものです。文庫化にあたり再編集しました。

集英社文庫

読《よ》むだけ スッキリ！ 今日《きょう》からはじめる 快便生活《かいべんせいかつ》

2015年8月25日 第1刷

定価はカバーに表示してあります。

著 者 小林弘幸《こばやしひろゆき》

発行者 加藤 潤

発行所 株式会社 集英社

東京都千代田区一ツ橋2-5-10 〒101-8050

電話 【編集部】03-3230-6095

【読者係】03-3230-6080

【販売部】03-3230-6393（書店専用）

印 刷 大日本印刷株式会社

製 本 大日本印刷株式会社

フォーマットデザイン アリヤマデザインストア マークデザイン 居山浩二



ISBN978-4-08-745352-2 C0195